楽しくできる
わかりやすい

看護研究論文の書き方

内田陽子

照林社

はじめに

あたりまえのことに対して疑問をもち、真実を探求する。

これが研究です。患者・利用者さんの苦痛はどのくらいで、その苦痛の根底には何があるのだろうか。いつも患者さんの行動には手を焼いているが、何が原因で、なぜ発生しているのか。どんなケアが一番効果あるのか。今行っているケアに満足できない、もっと改良したい。これらについて、自分たちで回答を探し出し、解明する。研究は、新しい真実がみつかるワクワクする活動です。けれども、そこに至るには、文献を調べたり、計画を綿密に立てたり、労力をかけてデータを集め、苦労しながら分析し、そして、文章で言語化していくという大変な作業が求められます。

しかし、そのプロセスがあるからこそ、その先に待っている発見にめぐり合ったときは、はかりしれない感動があります。研究成果によっては、患者さんへの理解が増し、ケアの質が高まります。そして、自分たちだけでなく、世の中の人々にもよいケアとして示され、貢献できます。

私は25歳のとき、岡山から東京に出て、はじめて看護研究の本格的な講義を受けました。そのとき、自分の中で大きな革命が起きました。まさに、人生の転機でした。その真実を探求する魅力的な研究にはまり、現在までずっと休むことなく研究を続けています。そんな私は40歳になる前に看護学博士を取得しました。それを機に依頼の多かった看護研究の講義内容を冊子にまとめました。その冊子は10年以上にわたって、看護師さん、看護学生さん、大学院生、看護教員、そして、最近では看護以外の職種の方々（ケアマネや介護職等）と、多くの方々に読んでいただきました。内容は、手前勝手で、足りない点も多く、おはずかしいものですが、「わかりやすい」「やってみようという気になった」などのたくさんの感想をいただきました。

そんな冊子をこのたび、私が大学院生のときから長いご縁がある照林社から、正式な本として出版させていただく運びとなりました。感謝申し上げるとともに、全国の皆様のお役に立てたらと思っております。本の内容は難しい研究のまとめ方について、内田陽子流に噛み砕いてわかりやすく書いてあります。これから研究をやってみようと思われる方々に、特に読んでいただけたらと願っています。そして、この本を読んで、もっと、本格的な研究がしたいと思っていただけたら、それにまさる喜びはございません。

内田陽子

CONTENTS

装丁 大下賢一郎
本文 DTP アート工房

研究への取り組みから論文掲載までのプロセス

早わかり目次

I 研究発表までのプロセス

II 論文掲載までのプロセス

論文評価のチェックポイント

1．題　　目		□研究の要となるキーワードを用い、簡潔である。 □問題領域、研究目的を反映している。
2．序　　文		□一般論から自己のテーマについて論理的に説明している。 □研究の必要性を、文献検索の過程を追って説明している。 □問題提起（動機）、研究目的が明確である。
3．研究目的		□何を明らかにするのか、目的が明確である。 □テーマと目的が一致している。
4．研究方法	事例研究	□事例紹介が簡潔で、かつ必要な情報をまとめている。 □看護上の問題点は適切なアセスメントによるものである。 □計画の具体策は独創性、個別性、工夫がある。 □評価方法（看護の効果の測定方法）や分析方法が明確である。
	調査研究	□対象の抽出法が明確で、十分な対象数と条件である。 □調査の内容と方法が具体的で尺度は妥当なものである。 □分析方法は統計手法も含めて具体的に適切に記載している。
	実験研究	□対象の選択条件と十分な対象数を確保している。 □実験方法（実験室、物品や測定器具、実験手順）が具体的で追試できる。 □分析方法は統計手法も含めて具体的に適切に記載している。
	文献研究	□文献検索の方法を説明している。 □文献データの整理・分析方法について説明している。
	質的研究	□質的分析手法が示されている。 □カテゴリー化の過程とその妥当性について説明されている。
5．結　　果		□具体的な看護の実際を事実に沿ってありのままに記述している。 □事実のデータを表や図に適切に示し、説明している。 □データは新規性がある。 □自分の解釈や考え、思いが混入していない。
6．考　　察		□論点が明確で一貫性がある。 □結果の原因、根拠、看護の検討などを述べている。 □引用、参考文献を使って、自己の見解の妥当性を説明している。 □論旨に一貫性がある。
7．結　　論（まとめ）		□研究目的の回答を簡潔に新しい見解をまとめている。 □序文、研究目的から通して読んでも意味がつながっている。
8．おわりに		□研究の課題、限界性、謝辞を記載している。
9．文　　献		□引用、参考文献を規定どおり正確に記載している。 □文献は豊富で質の高いものである。
10．倫　　理		□倫理的な条件をクリアしている。

I 研究の準備

1 あたりまえのことに疑問をもつ

研究の出発点は「疑問をもつ」ことです。それも、あたりまえに行われているケア行為、関心のなかった患者さんの行動など、通常、見過ごしている現象を、①ありのままに観察し、②疑問をもつことです。

しかし、それがなかなかできない。なぜならば、現象をありのままに観察するといっても、人間は自分に都合のよい色メガネをかけているからです。糖尿病で太った患者さんが入院してくると、「知識がないから、自己管理できない人」と決めつけ、いつもどおりの指導をする。そして、再入院してくると、また、同じ指導をする。それでは全然進歩はありません。「どうして再入院してくるのだろうか？知識以外に原因はないのだろうか？私たちの指導には何か問題はないだろうか？」「誰でもが理解でき、毎日の生活の中で自己管理できる方法を開発できないだろうか？」という建設的な疑問をもつことが大切です。あなたが看護学生なら、「この患者さんはくいしん坊で病識がないと先生は言っていたけれど、本当にできないのかな？かかわりを工夫すればできるのでは？」という疑問が浮かぶ。それが研究の出発点になります。これらの疑問があれば、研究ははじめられるのです。

2 今のケアを変えたい

現状のケアの改革がしたい、よりよいケアをしたいという問題意識が臨床現場に対する疑問を生じさせる原動力になります。臨床看護では協調性をもつことだけでなく、疑問をもつ、批判力をもつことも大切な能力です。ですから、先生や管理者の方は自分や大勢に対して反対の意見、異なった考えをもつ学生や看護師さんを大切にし、その意見を単なる反論、批判、愚痴で終わらせるのではなく、研究のテーマとして建設的に転換するようご指導いただきたいのです。これにより、本人だけでなくクラスや職場全体のケアに対するモチベーションが向上していきます。

3 ケアの世界は慣習や業務が優先される

私が看護学生のとき、看護師さんが、血管の取りにくい患者さんでしたが、その腕を何回かたたくと、いともたやすく注射針を血管に挿入されたのを見学しました。「すみません。質問していいですか？」と私は看護師さんに言うと、「私が観察したところ、看護師さんは５回たたかれましたが、その根拠はなんですか？」と質問したのです。すると看護師さんは「そんなものは経験よ、経験が大切。腕をたたく回数の根拠なんて、変な質問をするわね」とけげんそうな顔をしました。また、医師の部長回診のとき、看護師さんは先回りをして、患者さんの腹部をすぐに診察できるようにパジャマなどの前を開けて準備する慣習がありました。私は、「なぜ、早くから患者さんのお腹を出すのですか？」と看護師さんに質問しました。しかし、看護師さんはバタバタ忙しそうに走り回って、「変なこと聞くわね。これは、長い間行われている業務なのよ」と答えるだけでした。私はそのとき、納得できなくて、「看護は慣習や慣わし、業務という言葉でかたづけられることが多いな。根拠がないなんて、うさんくさい世界だな」と思ったものです。

4 ケア改革のための手段、それが研究

その後、私は看護師になって看護研究を学びました。もちろん、慣習や経験はとても大切なものです。しかし、それらをもっと有益にするために、科学的な思考、研究的な態度でケアを考え直すことが必要だと思います。ケアの現象や行動を解明することによって、今よりももっとよいケアが発見できるかもしれないのです。

5 なぜ勉強するのか

勉強や学習、研究が苦手な学生や看護師さんは多いと思います。自分が勉強したことを試験されたり、評価されたりすることは嫌なことです。また、調べたり、読んだり、書いたり、理解したりすることは根気が必要でめんどうなものです。しかし、目先を変えてみてください。私は勉強することが大好きです。その理由は、「自分の知らないことを知る楽しさ」「賢く生きるために知恵を付けておく」「人生におけるよい選択をするために知識をもつ」「大好きな演劇の脚本を書くのに役に立つ」などです。私の母は、一度も「勉強しなさい」と言ったことがありませんでした。ですが、私は「人にだまされない、自立した生活をするために勉強したい」と強く思いました。そんな私でも、看護師国家試験が終了したときには、「もうこれで勉強は終わりだ」とほっとしたものです。しかし、看護師になっても、現在もなお、私の勉強生活は続いています。人には一生勉強し、研究するという姿勢が必要なのではないでしょうか。

臨床現場に足を運ぶと疑問が生じ、調べる。すると何もわからなかった自分が少し広がっていく、そして再び疑問が生じる、調べる。その繰り返しで何も知らなかった自分の世界、ケアの世界が広くなって宇宙に近づきワクワクします。この過程はいつまで続くのか。それは自分が成長したいと願っている間は一生続くのです。「知りたい」という知的好奇心が勉強、研究の原動力です。

6 学習と研究の違い

研究テーマは、すぐに決めてしまわないことです。例えば、「看護師はストレスがあるのではないだろうか？」と疑問が生じて、研究しようとしても、それがすでに研究されていれば、無駄な労力となります。まずは、今までに誰かがそのテーマについて研究していないか、解明していないか、それを調べることです。つまり、教科書や参考書、論文等の文献検索をするということが必要となります。

すでに解明されていることで、自分だけが知らないことを調べて、身に付けることが「学習」です。「研究」はまだ誰も発見していない、発明していないことに取り組むことです。まずは、研究に値するかどうかを調べる、文献検索から取り掛かります。

文献を読まないでいると、自分が行っているケアこそが一番よいと思いがちです。本や文献を読むことで、もっとよい方法があることを知ります。研究するためには、①研究の前に文献を調べて、まずは自分が学習します、②そのことがどこまで研究されていて、どこから研究されていないのかを明らかにします。そのまだ手つかずの部分が研究の「テーマ」になるのです。

7 文献検索の方法

1 文献とは

文献とはある事柄を知るためのよりどころとなる記録のことで、活字になったすべての文章、記録を含みます。書籍や論文、抄録集、新聞や教科書、参考書、ホームページ等があります。

2 文献の質

ただ、文献にも種類や研究に役立つレベル、質というものがあります。一番よい文献は最新で、完全な論文の形式になっているもの、それも原著、それも海外でも有名な学会誌や専門雑誌がよい文献といわれます。

■よい文献の条件

①新しいもの。
②完全な形のもの（抄録は研究の一部しか書かれていません。「はじめに」から参考文献まで書かれた論文を入手します）。
③有名な学会、信頼できる出版社によるもの。
④多くの論文で引用・参考文献に使用されているもの（インパクトファクターが高いもの）。
⑤原著。
⑥内容が信頼でき、有益なもの。

論文の種類は、論文のテーマ（表題）の近くをみてください。「原著」とか、「研究」とか、

「報告」とか書かれているはずです。論文の種類を確認します。

■論文の種類

①総説：特定分野のテーマにおいて、関連文献や資料を多方面で集め、総括的に状況を概説した論文。レビューともいわれる。
②原著：独創性があり、そのテーマの研究は今までになく新しい知見がある。
③研究：原著までは至らないが、研究成果の意義は大きく、その分野の発展に寄与するもの。
④報告：その分野の実践報告・レポート。
⑤資料：その分野における貴重な資料データを提供する論文。

学会誌は通常、査読システムに基づく査読委員や編集委員会があり、委員会はその分野での有名な研究者により構成されています。ですから、審査を通過し、掲載されている文献はレベルが高いといえます。日本における歴史のある代表的な看護系学会誌として、日本看護科学学会誌があります。その他にも看護の各分野における学会誌は現在多くあります。

しかし、原著や研究論文でなくても、非常に新しく、独創的なもの、読者目線でわかりやすい、臨床現場ですぐ活用できる方法などを記載した文献もあります。論文の形式でなくても、引きつけられる記事もあります。したがって、文献を幅広くよく読んで、自分に役立つ文献を入手することが大切です。

3 文献をざっとみて集めていく方法

文献を入手したら、集めたままにしておかないで、すみやかに目を通します。興味のあるうちに、すぐ読んで、重要な点をつかんでおくのです。

文献を読んでいく手順を以下に示します。

■文献を読むコツ

①自分の興味をもった、研究したいと考えているテーマに関連した領域一般の文献を幅広く集めて、読んでみる。
②その中で特に興味をもった点を絞り込んで、それらの関連文献を集中して読んでみる。
③研究のテーマになるかどうか？どこまで研究されていてされていないか読んでみる。

4 日頃から文献に親しむ、活字に慣れる

文献は用途にあった、自分にあったもの、自分が理解できるものから慣れていきます。レベルの高い文献は理解するのが最初は難しいものです。そういった意味では、親しみやすい雑誌、教科書、参考書から読んでいき、慣れた段階で論文に目を向けていきます。

現在、読書・活字離れが進んでいて、文章を読まない学生さんや忙しいために読めないという看護師さんが多くみられます。それらの方には、まずは商業雑誌をお勧めします。写真付き、イラスト付きで、最新情報が多く、とても親しみやすいものです。雑誌は表紙に目次、内容が示されているので、表紙をみればすぐポイントがわかるのも助か

ります。

私はよく、図書館や書店の専門書コーナーに行き、各雑誌、新刊書の表紙をみるようにしています。これらをみると、現在、話題になっていること、最新情報がわかります。このように日頃から文献にふれる、直接自分の目でみていくことが文献検索の基本です。書店に並ぶベストセラーの本、話題の本、文庫本も手に取り読む。それにより活字に慣れていきます。研究は文章を書くことが要求されます。できるだけ多くの言葉・語彙を身に付けておくためにも普段から文献に親しんでおきます。

5 インターネット検索

現在はインターネット検索が容易にできます。調べたいことに関するキーワードを入力して検索すると、文献の所在、タイトル、著者、要約などが出てきます。

代表的なものとして、医中誌 Web、PubMed 等があります。

検索には年度や領域、キーワードなどの入力が必要となります。年度としては現在から過去５年間を検索し、文献が少なければ 10 年間と過去にさかのぼります。

領域には、医療、保健・福祉領域、さらに詳細になると、成人看護、感染看護、老人看護などとなります。キーワードとは主となる言葉、単語をいいます。例えば、「排泄」「おむつ」「評価」「アウトカム」などであり､それを数個入力します。具体的なキーワードを数多く入力すれば文献がより絞られてきます。インターネットの画面上には検索された文献のテーマや文献の種類（原著、研究等)、出典（雑誌名、出版社名)、著者、要約、本文が出てきます。それを印刷して、文献を集めます。

私が研究の講義にうかがっている病院の看護部では、いつでもインターネット検索できる環境を整備していただいています。タイムリーに研究を進めるために、これらの環境を整備しておくことはとても大切なことだと思います。

6 図書館に行って自分で探す

インターネットで入手できない文献は自分の足で探します。自分の居住地や勤務地の図書館、近くにある大学の図書館、有名書店の医療・看護・福祉コーナー、大学院生なら研究室の図書棚からみつけます。図書館に行く場合は、「紹介状」や「身分を証明するもの」を持参します。図書館の中には部外者に対して入館制限する施設があるからです。図書館で文献を探す場合、設置されたパソコンで、その施設内にあるかどうかを検索します｡わからない場合は司書さんに相談しましょう｡司書さんは文献のアドバイザーです。よい図書館というものは文献の利用率が高く、よい司書さんは文献をよく紹介してくれます。また、雑誌は表紙に内容の目次を記載していることが多いので、表紙をみます。必要な文献は貸し出しの手続きをとるか、もしくは複写権が問題にならなければコピーをとります。コピー不可の場合、自分のノートに、文献のテーマ、著者、発刊年月日、出版社名、頁数、巻、号、そして必要な内容を手書きで写していきます。

7 文献を集めたら整理し、アンダーラインを引いておく

文献は数多く集めてもバラバラにしていては、いざ使おうと思ってもすぐに出てこないものです。きちんとファイルに綴じ、インデックスを貼って種類別に整理しておきましょう。文献は入手したらすみやかに目を通しておきます。「この文章表現は使えそうだな」「この研究方法、真似しようかな」「調査項目はこれを使おうかな」と思った箇所にアンダーラインを引いておくと、後で探すのに便利です。また、そのアンダーラインの言葉は、自分が文章を書くときに引用したり、活用したりできます。

8 文献の読み方・抄読会の進め方

研究に取り組む前には、実際に文献を読み合う抄読会を開き、文献の意味を確認しましょう。みんなで読んでいくとだんだん意味がわかって文献に慣れてきます。

文献は漠然と読むのではなく、選択的、批判的に読みます。また、文献の内容を自分の研究に取り込んでいけるように意図的に読み検討していきます。これを文献クリティークといいます。クリティークとは、評価、検討、判断することをいいます。

■文献クリティークのポイント

①文献の出所を確認する

雑誌や書籍の出版社はどこか、学会誌ならどこの学会誌か、査読があるかどうか、歴史があるかどうか確認します。

②何年に作成されたか確認する

10年以上経ったものは古い研究です。最新の研究かどうか、古くても価値のある研究なのかどうか確認します。

③論文の種類を確認する

フルペーパーの論文か抄録かを確認します。また原著か、研究か、資料か、報告かなどを確認します。

④テーマは明解か、斬新的かを確認する

抽象的なものはよくありません。テーマをみただけで何が書かれているのかイメージできるものか、新しさを感じるものかを確認します。

⑤研究目的は明解か確認する

何を明らかにしようとするものか確認します。研究目的がわかりにくい、書かれていない、抽象的な場合、よくない論文です。テーマと一致しているかもチェックします。

⑥研究者の氏名と所属を確認する

学者が書いたのか、臨床現場の方が書いたものかなどを確認します。

⑦はじめに・緒言には問題提起、文献検索、必要性、説得力があるか確認する

研究がどこまでされているか、文献検索の過程があるか、問題提起が書かれているかなど、文章を読みながら確認していきます。

⑧研究方法は具体的に書かれているか、信頼できる方法か確認する

対象は十分であるか、抽出法は妥当か確認します。研究方法が手を抜いて省略されているもの、具体的に書かれていないものはよくない文献です。自分たちの研究に使える部分はチェックしておきます。

⑨結果の図表は信頼性あるか確認する

結果は表や図をみればわかります。数字がいいかげんなもの、表示されていないもの、分析方法が明確でないものはよい論文ではありません。事実以外の自分の考え方を書いているものは、考察と混同している論文です。事実の結果がきちんと書かれているか確認します。

⑩考察は論理的に簡潔に書かれているか確認する

ダラダラわけのわからないものはよくありません。どの点に言及しているのか、引用文献を使用して自分の考えを論理的に展開しているかを批判的に読んでいきます。

⑪結論は明快で新しい見解が明確になっているか確認する

抽象的であるもの、一般論で終わっているものはよくありません。

以上、文献は批判的に読んでいきますが、すべてをクリアする研究論文はそうたくさんあるものではありません。ですから、その論文の限界性を理解したうえで、参考になる部分、引用できる部分をみつけます。

8 文献の購入

必要な文献、書籍はケチケチせず購入しましょう。コピー資料は意外に目に留めず、また大切に保存しないものです。あとで買おうと思っても、絶版になり手に入らないものもあります。

私は看護師時代、意見、考えをうまく主張できず、くやしい思いをしたことがあります。どうしてうまく他者に伝わらないのか、その原因は、言語化する能力をもっていないことでした。それに気づいてから、本をよく買って読み、その頁の空欄に要約を書き込む作業をしていきました。それを積み重ねていくうちに、何が書いてあるのか理解でき、文章力も向上していきました。

9 研究資金を獲得しよう

文献や研究の物品を購入するにはお金が必要です。私も大学院生時代、アルバイトしたお金はほとんど研究に使いました。研究実践と研究費を稼ぐという繰り返しの生活で少し疲れました。そのとき、研究助成金制度に助けられました。インターネットで研究助成金を検索するとたくさん出てきます。まずは募集要項と応募用紙を確認します。その用紙は研究計画書にあたります。研究テーマ、目的、必要性、方法、経費など、必要事項を記載します。テーマには社会のニーズに向けられたもの、早急な課題であることを主張します。そして、具体的な方法を示して、実現可能なことを説明します。斬新なアイディアとともに文献の裏づけを加えて研究計画書を作成し、応募します（10，11頁資料参照）。研究者はチームを組むとよいです。

もし、採用結果がきたら、計画的に使用しましょう。助成金で物を購入するときは領収書を保管します。最終的に研究のまとめと助成金の報告が求められますので、普段から現金出納帳を付けておきます。助成金の用途としては調査票の印刷、用紙、郵送のための切手代、調査機関への謝礼、文献購入、調査現場への交通費や宿泊費、消耗品、文房具、コンピュータの消耗品、データ入力などのアルバイト人件費などです。「大きな備品や人件費には使用しないこと」と規定している助成制度もあります。助成金によりまとめられた論文や学会発表の抄録の最後には、受けた助成金の名称を記載します。

10 読み、書き、国語力のアップ

とにかく研究は、読み書きの国語力が要求されます。よい文章とは他者が読んでもわかりやすいものです。そのためには、長い文章を書くのではなく、短い文章を書くようにします。主語、述語を明確にし、接続詞を正しく使います。最初は、「どうして、こうも文章が書けないのだろう」と落ち込むことがあるかと思いますが、読み書きは訓練あるのみです。とにかく、それを続けることです。

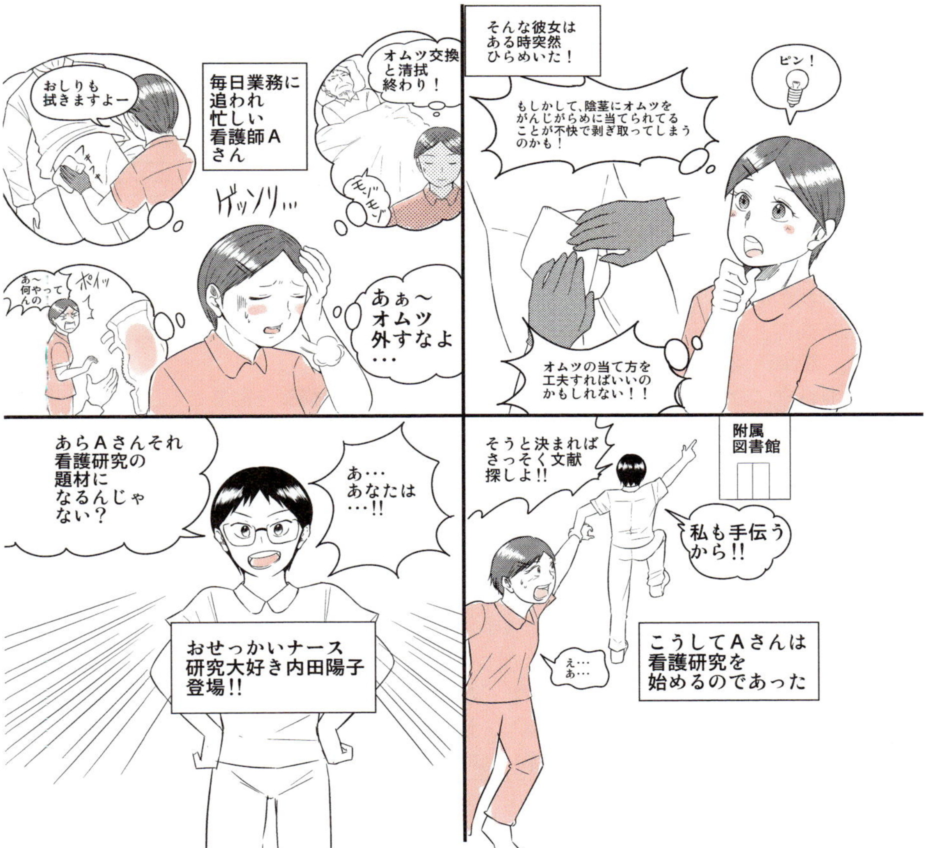

○○年度　○○助成応募申請書

○年○月○日

○○財団

<table>
<tr><td colspan="2">活動のタイトル</td><td colspan="3">早期排泄自立にむけた地域医療・地域包括ケアシステムの構築
－おむつ脱却戦略と費用対効果分析－</td></tr>
<tr><td rowspan="2">申請者・所属</td><td>氏名</td><td>○○　○○</td><td>生年月日（西暦）</td><td>年齢</td></tr>
<tr><td>機関</td><td>○○大学</td><td>○年○月○日</td><td>○歳</td></tr>
<tr><td colspan="2">活動の開始時期</td><td colspan="3">2015年4月1日より3年間</td></tr>
</table>

1．活動の内容

（1）活動要旨

わが国は超高齢社会を迎え、医療・介護の費用は増大している。排泄の問題は本人や家族の自尊心・生活の質に影響し、病院から在宅に移行するうえでも決定要因となる。おむつ排泄の介護負担は大きく、かつ、おむつやパッド使用により環境汚染問題も発生する。しかし、排泄は直接、生命に支障をきたさないために後回しにされる傾向にある。本研究の目的は早期排泄自立にむけた地域医療・地域包括ケアシステムの構築を図るために、おむつ脱却戦略とその費用対効果分析を行うことである。方法は、病院の患者や施設の利用者に対して、おむつ脱却戦略・ケアプログラムを実施し、そのアウトカムと使用おむつのコストの面から経済評価を行う。

（2）活動の概要：背景、目的、計画、期待される成果について具体的に記入してください。

背景：病院に入院して治療が行われるなかで、患者はおむつを装着されることが多い。しかし、退院時布パンツに戻る患者は少ない。また、退院後の自宅療養や施設においても、おむつやパッドが長期に使用される現状がある。排泄はその患者や家族の生活の質に大きな影響を与えている。我が国は世界からみても超高齢社会である。このまま、おむつ装着患者や老人が増加すると資源の枯渇、無駄なコストの増大、環境汚染の問題が発生する。

目的：早期排泄自立にむけた地域医療・地域包括ケアシステムの構築を図ること。

計画：**1．対象**：病院に入院している患者、外来患者および施設、在宅ケア機関を利用している利用者とする。

2．おむつ脱却戦略案の策定：研究者および排泄ケアの専門的知識をもつ者、ケア現場の管理者とともに検討委員会を開催する。そこで、おむつ（リハビリパンツやパッド含む）脱却ケアの標準化プログラムを作成する。

3．戦略とプログラムの実施：病院、施設、在宅ケア利用者に協力を求める。実施はプログラムに基づき多職種協働のもと数日から約3か月間実施する。

4．評価方法：布パンツになったかどうか、おむつ・パッドの使用量、頻尿や失禁の減少、残尿量の減少、トイレ動作の獲得、自立度等が到達できたかどうか、その到達率の算出を行う。

5．倫理的配慮：個人名や年齢は番号に変換し、情報は鍵を掛けた保管庫に入れる。対象者には書類とともに口頭でも説明と同意をとる。各病院の倫理委員会に承認を得る。

(3) 現在までの活動の計画と実績
○○大学大学院○○学研究科○○分野では、現在まで以下の活動と実績を積んできた。 **1. 地域における排泄自立の多職種ケアシステムと成果** 2008年から現在まで、5,000人を超える地域住民に対して排泄自立の啓蒙活動や介護予防活動を行っている。また、その成果を数々の学会(2012年○○学会)に発表し、論文もまとめている。 **2. 病院、介護老人保健施設における排尿自立の多職種ケアシステムと成果** 2011年から現在まで、病院や介護老人保健施設においても、排尿・排便で困っている高齢者へのプランの改善実績をもつ。 **<学会発表(代表的なものを抜粋)>** 1. 内田陽子,安藤亮,曲友弘ほか. 地域在住女性のQOLと外出に影響するLUTS,第19回日本排尿機能学会,p.202,2012. 2. 高橋陽子,内田陽子,上山真美ほか. コンチネンスサポート介入における患者および看護師のアウトカム評価,第20回日本排尿機能学会,p.179,2013.

2. 活動計画

活動スケジュール:対象者、地域、参加職種、期間なども具体的かつ簡潔に記入してください。
○年の計画 **4月から5月:おむつ戦略策定会議の開催とケアプログラム作成** 会議と作成メンバー:○○大学教員、○○大学院生、○○卒業研究担当学部生、○○病院、○○施設、○○訪問看護ステーション老人看護専門看護師、看護師 **6月:今までの成果発表と学術研究者・現場臨床家ら(○○学会)と討議** **研究計画書の完成と倫理委員会審議** **7月から12月:おむつ脱却戦略とケアプログラムの実施とデータ分析・評価** 対象:○○病院と○○施設、○○訪問看護ステーションの患者及び利用者に対して、プログラムの実施を行う。 **○年の計画** **1月から2月:研究のまとめ(学会抄録と論文作成)** 2015年度に開催される学会の抄録を作成し、日本語論文及び英文作成を行う。 **3月:研究成果報告書の作成** 報告書を作成、これは、学会発表時に全国の病院、施設、地域ケア担当者に配布する。

3. 予算計画書

経費区分	金額(円)	積算内訳
布パンツ	500,000	失禁対応型布パンツ代金 500,000円 一枚2,000円×5枚×25人分×2(男女)=500,000円
印刷費	150,000	報告書冊子印刷費 150,000円 (1冊全40頁150円×1,000冊=150,000円)
英文作成	150,000	業者英文作成 一論文 150,000円
会議費	30,000	飲食代 30,000円 (30人×1,000円(弁当・お茶)=30,000円)
文献購入費	80,000	書籍購入 80,000円 (泌尿器科、排尿排便関連書籍10,000円×8冊)
学会参加費	20,000	学会参加費10,000円 (第27回○○学会参加費5,000円×2人) 学会参加費 10,000円 (第21回○○学会参加費5,000円×2人)

*本書類内容は、内田が某財団に応募したものを大幅に削除、改変したものである。

Ⅱ 研究の計画書を作成する

1 研究計画書を作成する必要性

例えば、いきなりアンケートを作成し、研究をまとめるというのは無謀なことです。後で「ああすればよかった」「このデータもとっておけばよかった」と後悔します。失敗しない、余分な労力をかけないためにも必ず研究計画書を作成して研究に取り掛かりましょう。

2 研究計画書に書くこと

研究計画書には研究メンバー、研究テーマ、研究の必要性（問題提起、文献検索の経過を含む)、研究方法（1．対象、2．調査方法と内容、3．分析方法）まで含まれます。これらをまとめ、本格的にデータをとっていきます。

この研究計画書は重要で、これがきちんとできていれば研究のほぼ半分以上完成といわれるほど、研究のかなりの部分を占めます。研究計画書もなく手がけた研究は基礎がしっかりしていないので、後になってからのまとめの作業が大変です。したがって、研究計画書の段階で研究計画をしっかりと練って、アドバイザーに指導を受けます。

3 研究メンバーを決定する

メンバーは、研究をやりたいと思う人が集まるのが理想です。

しかし、現実は病院や施設から、本人の意志とは無関係に選ばれたメンバーのことが多いと思います。決まったら、「いやだ、面倒」と思わず、あきらめることです。そして、気持ちを切り替え、研究を「挑戦」ととらえて取り組んでください。完璧にする必要はありません。そもそも研究というものは何年間もかけて手がけるものなのですから、今の時点でできることに取り組めばよいのです。研究メンバーは他職種の人、研究者など、多角的にみられる複数者で構成すると、個人の負担も少なくなります。この場合、リーダーや各人の役割を決めておくと研究が進みやすいです。

4 テーマを決定する

1 テーマの選び方・疑問を書いてみる

テーマの選び方は最初に書いたように、日ごろのケア行為のなかで疑問をもつことからはじまります。その疑問は以下のような形を経て言語化・文章化します。

<疑問の文章化の例>

①患者や職員はどう思っているのだろうか？<意識調査・実態調査>
②患者や職員の行動の原因（要因）には何があるのだろうか？<要因分析調査>
③新しいケアの方法・内容はないだろうか？<開発研究>
④③で考えたケアは、本当に効果があるのだろうか？<介入研究・評価研究>

①はアンケートを配布し、「こうだった、ああだった（例：給料に不満のある看護師は全体の 80%であった。服薬管理ができない患者は 90%もいた。)」という報告で、意識調査や実態調査です。初歩的なレベルといえます。

②は原因を探索する一歩進んだ研究です。「服薬管理ができない患者は何が原因なのだろうか？薬剤師による服薬指導を受ければ自己管理できるのでは？」という因果関係を探究すると、より高いレベルの研究になります。

ただ、臨床にいる職員の方々には、①、②にとどまらず、ぜひ③新しいケアの方法・内容の開発と④その介入研究・評価研究にチャレンジしていただきたいと考えています。というのは、最も価値のある高いレベルの研究だからです。それが現状のケアを改革していく原動力となります。

2 どのようなテーマがよいか

①日頃誰もが行っている、遭遇しているケア方法や内容から選ぶ

例えば､「寝たままでも漏れない尿器の開発」「感染を防止する IVH の固定方法の開発」「認知症高齢者にとってわかりやすい大腿骨頸部骨折術後のリハビリテーション訓練表の開発」などは、現場の皆さんが望んでいるテーマです。日頃の自分たちの現場で困っていること、それを解決してくれること、自分たちが負担なく取り組むことができるものをテーマにします。

②具体的なことに焦点をあてる

「糖尿病の患者のケア」とか「がん末期患者の苦痛」というのは抽象的で、テーマとしてはよくありません。糖尿病のケアといっても幅広いので、特に患者指導に焦点をあてたり、自己注射を工夫したり、具体的なことをテーマにします。

またテーマを決める場合、研究期間中に手がけられるもの、自分がやりたいものなどの条件を考慮します。

3 テーマをどう書くか

①問題提起を文章にしたら、それに合わせて目的、テーマを書いてみる

まずは、問題提起を簡潔に書いてみます。その表現は疑問形とします。そして、それに応じて研究目的（何を明らかにするか？）とテーマを書いてみます。ここで大切なのは同じ用語を使用して表現することです。次頁の例をみてください。必ず同じ用語を用いていますね。大切なことは脱線しないで、テーマまで一貫性をもって表現することで

す。あれもこれもと、余分な言葉を入れてはいけません。

＜×悪い例＞

問題提起：透析患者は理解力が悪いがどうしてだろうか？家族が悪いのか？

研究目的：透析患者のセルフケアを調査し，家族のかかわり，家庭での環境，治療中の態度を検討し，よりよいあり方を探る．

テーマ：透析患者の自己管理についての研究

＜○よい例＞

問題提起：**聾者は難聴者と比べて生活の質は低いのだろうか？**

研究目的：**聾者は難聴者と比べて生活の質は低くないことを明らかにする．**

テーマ：**聾者と難聴者の生活の質の比較**

悪い例は問題提起が抽象的、研究目的がいくつもあるわりには、あいまいで、テーマも抽象的です。これでは何を研究したいのかわかりません。やりなおしです。

②テーマは簡潔で、具体的で、オリジナルキーワードを入れて、研究目的と一致するように書く

＜×悪い例＞

意識障害患者の看護

意識障害患者の口腔看護のあり方

＜○よい例＞

レモン水を用いた口腔ケアの工夫

＜×悪い例＞

骨折患者の早期離床をもたらす看護の一考察

＜○よい例＞

大腿骨頸部骨折患者の早期離床クリニカルパスの開発と評価

以上の例をみて考えてみましょう。悪い例は抽象的です。また考察という言葉を使用しています。「考察」や「検討」とか「あり方」とか抽象的な言葉は使わないことです。よく論文テーマに「一考察」「○○を試みて」という言葉がついているテーマをみかけます。これらもできたら使用しないことです。あいまいな表現、はっきり終結していない言葉などはテーマには付けないようにします。

よい例に紹介している「レモン水を用いた口腔ケアの工夫」には、「レモン水」というケアの工夫、オリジナリティ（独創的で、興味をひく、工夫が感じられる）が感じられるキーワードが使われています。また看護のなかでも口腔ケアというところに焦点をあてたということもわかります。よいテーマは具体的で、オリジナルキーワードが入っているものです。テーマだけで、第三者に何をしようとするのか伝わり、興味をもってもらうことが重要です。

また、テーマは研究目的と一致するものでなければなりません。研究目的は何を明らかにするのか、何を開発しようとするのか、ということを簡潔に表現することです。

③サブタイトルは主タイトルでは長くなるときに付ける。あくまでも主タイトルで言いたいことを表現する

サブタイトルを主タイトルにしたほうがよいものを時々みかけることがあります。しかし、大事なのは主タイトルです。主タイトルが最も言いたいことを反映しているように表現してください。そして、どうしても表現できない、長くなる場合、サブタイトルをつけます。

<×悪い例>
意識障害の患者の看護
－レモン水を用いた口腔ケアの工夫－
<○よい例>
レモン水を用いた口腔ケアの工夫
※無理にサブタイトルを付けず、主タイトルのみにする
<サブタイトルを使用した例>
自立促進のための在宅サービス利用と費用の使用方法
－退院２ヶ月間の脳梗塞患者 50 人の分析－

5 研究目的を明らかにする

1 目的は簡潔に具体的に書く

研究で一番大切なのはズバリ、テーマと目的です。目的がわかりにくい研究はよくありません。研究目的とは、何を明らかにするのか、何をしようとしているのか、簡潔に、かつ、具体的に記述することです。論文を書くことに慣れている方は、「本研究の目的は○○である」と簡潔に明記しています。研究目的は家でいえば大黒柱になるものです。目的がしっかり定まっていないと、すべてが崩れてしまいます。

私は研究を指導する際に、まず研究目的を尋ねます。ところが、回答が明確でないことがあります。長々と話すわりに、何を明らかにしたいのかはっきりしないのです。そこで、口頭でなく、研究目的を実際に紙に書いてもらいます。

<×悪い例>
研究目的：がん末期の患者さんの苦痛緩和の状態を検討し，家族看護のあり方を検討し，よりよい看護の方向性を探る.
<○よい例>
研究目的：家族との関わりが深いとがん患者の疼痛が軽減することを明らかにする.

悪い例は文が長く、「状態を検討し」「あり方」「よりよい方向性を探る」という抽象的な言葉が使われており、何をしたいのか、何を明らかにしたいのか具体的ではありません。その点、よい例は具体的で何を明らかにしたいのか簡潔明瞭です。

2 何点か目的がある場合、一文で長々と書かず、数字を付けて分けて書く（箇条書き）

研究目的：1．患者の排便を促す，つぼ押しマッサージ法を開発する．
2．1を評価しその有効性を明らかにする．

1つの文を長く書くと、読者に何を言いたいのか伝わりません。1文に1つの目的を書き、いくつかある場合は、番号を付けて分けて書きます。

また、1年目は1のみの研究目的だけで精一杯ならば、「研究目的は、患者の排便を促す、つぼ押しマッサージ法を開発する」だけでよいです。そして、開発したら、2年目に2を加えて評価研究をすればよいのです。

とにかく、目的はよくばりすぎず分けて書き、自分たちの力量や研究期間等も考慮して決めてください。

3 研究目的を書いた後に、「以上より、何について明らかにするか、検討するか」を加える

研究目的

1．在宅サービス機関別に顧客とサービス利用の特徴を明らかにする．
2．サービスを受けた顧客のアウトカムの変化を明らかにする．
3．アウトカムと使用された費用，実施されたケア内容との関連を明らかにする．
以上より，自立促進のためのサービス利用と費用の使用，ケア方法を検討する．

1から3の問の研究目的には、あいまいな言葉は使用しません。しかし、最後の文章の「以上より～」以降には、「検討する」という言葉を使用してよいです。

6 研究方法

1 あやしいと思われないよう具体的に書く

研究において一番大切なのは、「テーマと研究目的」と言いました。次に大切なのは「研究方法」です。

研究方法は、目的の回答を、どうやって明らかにするのか、その具体的な方法と内容を説明するものです。方法はあやしいと思われないように、具体的に書きます。第三者がみてわかるよう、極端に言うと第三者がそれを読めば同じように調査できるように、詳細に書きます。

アンケートの項目は自分たちで考えたのか、どこかの尺度を使用したのか、質問項目はいくつあるのか、回答は「はい、いいえ」で答えるものなのか、それとも段階的に答えるもの（例：大変よい、ややよい、やや悪い、大変悪い）なのか、統計処理はどの方

法を用いるのか等、詳しく書きます。

2 研究方法の種類

研究（方法）には、①調査研究、②実験研究、③文献研究、④事例研究があります。

①調査研究とは

質問紙（アンケート）や観察、面接（インタビュー）によってデータを集める研究です。質問紙による研究は数多くのデータを集めることができ、量的な研究ともいえます。量的なデータはコンピュータにデータを入力し、統計処理を行います。観察、面接（インタビュー）の方法は量的に集計する場合もありますし、質的に分析することもあります。最初から難しい質的研究ではなく、まずは簡単な質問紙（アンケート）による調査研究をお勧めします。

②実験研究とは

名のごとく実験してデータをとる研究方法です。実験室を決め、実験装置を設定して、実験用具、測定器具を使います。比べること以外の条件は統一して実験する精度が求められます。実験方法は具体的に記述し、第三者が追研究、再実験できるように詳細に示します。

③文献研究とは

文献を集めてその文献に記述している内容からデータを収集する方法です。単なる文献検索とは違い、研究ですから、きちんとその方法を書かなければいけません。文献収集の方法、何年から何年までのどのような文献で、何点収集したのか、その内容をどう分析したのかなど詳細に説明します。

④事例研究とは

１例、もしくは数例の事例（症例とも、患者ともいう）を深く徹底的に分析するものです。調査研究の質問紙による研究が量的なものであるのと対照的に、数は少ないですが、深さがある研究となります。めずらしい症例、非常に困難な問題をもつ患者さん等に焦点をあて、ケアの工夫をし、解決した過程や結果を分析します。気をつけなければならないことは感想文になってはいけないということです。事例研究といわれるのですから、あくまでも事実のデータを提示し、それを分析します。

3 疫学における研究方法

疫学では次のような研究方法があります。①記述研究、②生態学研究、③横断研究、④縦断研究（コホート研究）、⑤症例対照研究、⑥介入研究、⑦症例対照介入研究等がそうです。これをケアの研究に置き換えると以下のようになります。

①記述研究とは

原因（曝露といわれる）には触れず、単に疾病の頻度を明らかにする研究方法です。先に述べた実態調査と同じような研究といえます。これを看護研究にあてはめると、患者のもつ問題や状態の頻度を明らかにするもので、「パーキンソン病患者は転倒する回数が多い」など頻度の実態を明らかにする研究です。

②生態学研究とは

既存のデータを利用して、集団間における原因と疾病の頻度の関係を比較する研究です。例えば､各国のアルコール摂取量と虚血性心疾患死亡率を観察することで､アルコールと虚血性心疾患との関係について仮説を立てる研究があります。

③横断研究とは

個人の原因と疾病の関係を同時に明らかにする研究です。つまり、一度のアンケート調査で、考えられる原因と疾病の状態を同時に尋ね、原因と疾病の関係を分析する方法です。例えば、個人の肺がん（疾病）と喫煙（原因）の状態を同時に尋ね、肺がんと喫煙の関係を分析します。これを看護研究の例でいうと、「患者さんのケアへの満足度と看護師の要因（担当看護師の対応頻度や看護師の年齢等）の関連分析」として、一度にいくつかの原因（要因）の項目と満足度項目を設定したアンケートで調査します。因果関係を立証する研究なので、単なる記述研究より、レベルは高いといえます。

④縦断研究（コホート研究）

縦断研究は、同一対象者をある一定の期間を設定し、各時点（２回以上）で継続して調査を行うものです。その中で、最初の調査対象で追跡される人間集団をコホートと呼びます。コホート研究とは前向きに追跡調査することであり、過去の振り返りでなく、これから調査を進める研究です。横断研究と違い、一定の期間観察をしていくので、複数回の調査を行います。１回の時間や労力、経費がかかり、また最初に多くの調査対象を確保しておかないと、追跡している間、対象が脱落し、少数になってしまう可能性があります。

糖尿病の患者さんを外来で６か月間フォローしながら、２か月ごとに指導の効果を主観的（満足度、QOL など）、客観的（検査データなど）に評価した研究などがその例といえます。

⑤症例対照研究とは

比較対照の症例がある研究です。例えば、低体重児を出産した初産婦に対する A 薬品との関連を分析するために、低体重児を出産していない初産婦を対照症例に設定し、過去の A 薬品服用について測定する研究等があります。

⑥介入研究とは

介入研究とは実際にケア介入（新しく開発した、考えた、工夫した看護内容や方法を実施する）をしてみる研究です。単にアンケートを配布するのではなく、実際に対象にかかわり実践する研究で､価値のある研究です｡実践機会の多い看護師さんや職員の方々にはこの介入研究をぜひしていただきたいです。

⑦症例対照介入研究とは

最も強力でよい研究です。介入効果を明らかにするために、介入なしのコントロール群と介入する実験群を設定し、比較分析する研究です。例として、通常の 21 時に消灯する患者群（コントロール群)、22 時に消灯する患者群（実験群）を設定し、患者の睡眠状態と血圧の変動を比較する研究があります。また、夜勤明けの看護師さんの疲れをとるために、体操を実施した群（実験群)、しない群（コントロール群）で身体の疲労度を測定する研究があります。対象者を無作為（ランダム）にコントロール群と介入群で分けた場合の研究方法を、ランダム化比較試験（randomized clinical trial：RCT）と呼びます。また、RCTの結果を統合し、より高いレベルで分析（メタ分析、メタ解析）することをメタアナリシスといいます。医師の研究では新しい治療法や薬剤の効果を証明する研究として盛んに行われています。

7 研究対象

研究方法の種類が決定したら、次に対象を決めます。

1 母集団から標本をサンプリングする

まず母集団の意味を説明します。例えば、看護学生の経済的困窮とその学生の特徴について研究するとします。この場合、母集団は、この世のすべての看護学生が対象となります。理想はこの母集団すべてを対象とすることですが、実際には不可能です。刻々と集団の人数は変化していますし、全員配布は現実的にも経済的にも無理なことです。したがって、その母集団の特徴を反映しながらサンプリング（抽出）をして、サイズを縮小した対象群を研究の標本とします。

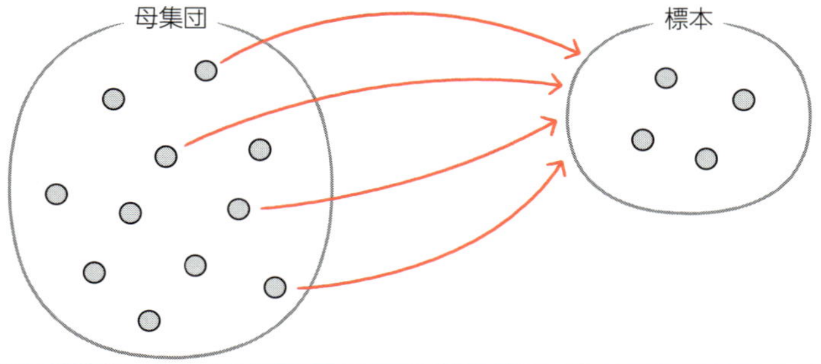

図　母集団から標本をサンプリングする

サンプリングの方法は作為的（意識的に、よいデータ、自分に都合のよい対象を選ぶ）にすることなく、無作為（ランダム、まったくの偶然によって）に選択します。無作為サンプリングの方法には、対象に番号を振り、「乱数表」を使って順に該当番号の対象を選ぶ、箱に番号を入れて中身をみずにおみくじのように引いていく、奇数はコントロール群、偶数は実験群、というように振り分けるとか、作為的にならないよう注意します。

■乱数表とは

数がまったくでたらめの順序に並んでいるが、どの部分をとっても各数字の表れ方が同じ確率になっている表である。統計の本の付録に付いていることが多い。

2 対象の選択方法と条件、人数を書く

研究計画書には対象の選択方法と対象の条件、そして何人を対象とするか具体的に記

述します。例えば、「全国の看護専門学校名簿に記載されている1000校から無作為に乱数表を使用して、250校抽出し、その看護専門学校に所属する看護教務主任250人を対象にする」と記述します。

また、できるだけ母集団に近い特徴をもつ標本にすることが重要です。例えば、看護学生の調査なら、母集団の女性・男性学生の比率や大学生と専門学校生の比率を同じにするとか、結果に影響すると考えられる対象の条件を同じようにすることが求められます。つまり、性別や年齢、疾患名などを母集団でどのような特徴があるのか調べて、同じ配分になるように研究の標本を選択していくということです。

しかし、対象機関を広げたり、対象を無作為に選択したりして、その対象の条件を同じにするには難しい状況もあります。現実には、複数の病院を対象にすることは難しく、自分の所属している病院の患者さんを対象とすることが多くあるでしょう。その場合、条件に多少バイアス（偏り）が生じてもやむを得ません。自分の所属する病院だけでは、全体の病院の特性に比べてどうしても患者の背景条件や疾患が偏ってしまうからです。バイアスとは、偏りのことで、これらは通常望ましくないものとされています。研究者は被験者や資料を無作為に集め、バイアスを取り除いたり、少なくする努力をします。そして自分の病院の患者さんであっても、その中で無作為に選定するよう努力をします。

無作為に対象を選択できなかった場合は、「A病院に入院している患者500人のうち、意識が明瞭で、質問紙に自分で答えることが可能で、協力が得られた患者150人とした」と選定条件を明確に書きましょう。明記すれば、読むほうはそのことを前提に内容をみていきます。もちろん、その限界については研究者自身も知っておくことが重要です。

3 何人対象をとればよいか

はっきりと決まっていません。1、2人いれば事例研究が可能ですし、2人いれば平均値が算出できます。しかし、量的に統計処理するならできるだけたくさんの対象数がほしいところです。50人はほしいとか、100人以上ほしいとかよくいわれます。疫学系の研究は何千人以上という対象数が設定されます。

私は数を多くとることに一生懸命になるよりも、対象のデータを丁寧に正確に取るよう指導しています。丁寧に1つ1つの事例を収集した結果、それが10人以下であった場合でも、統計処理にかけたり、かつ事例の詳細分析もあわせてするよう指導しています。実際に私の研究論文にも10例で統計分析を行い、学会誌に掲載された論文もありますし、500人でも少なすぎると査読で判定され、掲載されなかった研究もあります。数が少なくても、特殊な事例だったり、介入の条件が困難だったりした場合、対象数が集まらなくてもそれはしかたのないことだと思います。それを本研究の限界性として明示します。大切なのは丁寧に忠実に正確にデータをとることです。

8 研究方法と内容

研究計画書には、「対象、研究期間、研究方法と内容（または実験方法と内容）、分析方法、倫理的配慮」の順に書いていきます。ここでは調査研究を例に、その計画書について説明します。

1 調査方法と内容

調査方法は研究の要になるところですから、手を抜いて書いてはいけません。また、簡潔すぎてもいけません。第三者がみても、同じように調査が実践できるよう（追試）に具体的に書かなければいけません。調査の期間や手法（アンケートなのか、面接か、観察か等）、誰が行うのか書きます。また、調査内容は、どのような尺度（スケール）を使用するのか、その項目の内容、回答はどのように配点するのか等具体的に記述します。

<×悪い例>

調査方法と内容

アンケートでIADL，ADL，意欲を尋ねる．９月に配布して，集計する．

悪い例はたった１行しか書いていません。これでは手を抜いていると思われてもしかたありません。以下のよい例は具体的でとても詳しく書かれています。

<○よい例>

2．調査期間

平成26年４月１日から平成28年３月31日とする．

3．調査方法と内容

調査方法は受け持ち看護師と看護管理者が協議し，患者の状態をアセスメントして，該当する内容を調査票に記入する．調査方法は以下の通りである．

1）患者の背景条件：年齢，性別，主疾患，家族構成，服薬状況，介護者や家族状況等を調査する．

2）ケアプログラムの評価方法：患者のプログラム介入前後でIADL，ADL，意欲の項目を評価する．

(1) IADL項目：Lawtonの手段的ADLのスケール[9)]を用いる．これは電話の使用，買物，食事の支度，家屋維持，洗濯，外出時の移動，服薬，家計管理の８項目で構成されている．各項目には３～４項目の段階的な回答が設定されており，数字が少ないほど自立度が高いとされている．また回答には０～１点配点されており，全項目自立している状態が８点，全項目自立していない状態が０点と配点されている．

(2) ADL項目：Barthel Index（BI）[10)]を用いる．BIは食事，整容，トイレ動作，入浴，着替え，移乗，歩行，階段昇降，排便コントロール，排尿コントロールの10項目で構成されている．自立，部分介助，全介助の段階に応じて，０～５，０～10，０～15点と配点され，全項目自立であれば100点満点，全項目全介助であれば0点で，得点が高いほどADLが高いとされる．

(3) 意欲：NM式スケールを改良した島内ら[11)]の在宅ケアアウトカム評価項目の意欲スケールの一部を用いる．それは1項目のみで0が正常で6点が無関心でまったく何もしない状態で，点数が高いほど意欲は低いことを示している．

文献

9) Lawton MP, Brody EM. Assessment of older people: self-maintaining and instrumental activities of daily living. Gerontologist. 9: 179-186; 1969.

10) Mahoney FI, Barthel DW. Functional evaluation: The Barthel Index. Md State Med J. 14: 61-65; 1965.

11) 島内　節，友安直子，内田陽子．在宅ケア，アウトカム評価と質改善方法．医学書院，東京，p.129, 2002.

筆者作成例。実際には研究されていない。文中(1)～(3)までは、内田陽子．在宅ケア利用者の自立促進に有効なケアに関する研究－IADLとADL意欲改善得点とケア実施率との関連分析－．日本看護管理学会誌，7: 33; 2004．を引用一部改変

2 尺度（スケール）とは

尺度（スケール）とは「ものさし」のことです。ある対象の事柄（例えば、自立度や苦痛等）を測定するものさしで、尺度を使って、「苦痛が大きいとか小さいとか」判断します。介入の効果を評価するときにも使用されます。

尺度には既存の尺度を使用する場合と自分で作成する場合とがあるので、どちらなのか、きちんと記述します。既存の尺度を使用する場合は、誰のどの尺度を使用するのか、一部を使用するのか、全部を使用するのか明記します。既存の尺度を使用する場合、できるだけ原本に忠実に使用します。一部を改良して使用することは望ましくありません。どうしても、臨床現場の不都合で使えない場合、どこを改良してどう変更したのか明記しましょう。

また文献を検索して、どうしても使える尺度がない場合は、自分たちで尺度を作ることもあります。この場合、信頼性（クロンバックα係数など、114頁参照）を確認しておきます。

どのような尺度（スケール）があるのか文献で調べておくとよいです。主なものを以下に紹介します。スケールは一般に複数の質問に対する回答で構成されています。

■尺度の例

a. ADL（日常生活動作）

代表的なものには、バーセルインデックス（Barethel Index）、カッツインデックス（Katz Index）、機能的自立度評価表（Functional Independence Measure：FIM）があります。全世界で最もよく使用されているものはバーセルインデックスです。しかし、近年ではFIMの信頼性が高いといわれており、FIMで評価する傾向にあるようです。

b. IADL（手段的日常生活動作）

ADLだけでは具体的な日常生活動作を評価するには足りません。在宅調査では洗濯、買物など生活に必要な動作の評価も必要とされます。IADL（手段的日常生活動作）を評価するとよいでしょう。これにはLawtonの尺度が有名です。日本版では「古谷野らの老研式活動能力指標」があります。なお、IADLは、男女で点数化に相違がありますので、気をつけて使用してください。

c. 精神機能

認知症の判定によく使用される改訂長谷川式簡易知能評価スケール、簡便な認知機能検査法であるMini-Mental State Examination（MMSE）、高齢者の知能能力を日常生活の行動や言動から評価する柄澤式老人知能の臨床的判定基準があります。うつ状態の評価には、ツングのSDS（Self-Rating Depression）、ベックのBDI（Beck Depression Inventory）等があります。

d. 痛み

主観的な痛みの強さを横線のものさしの図から数値化するVisual Analogue Scale（VAS）、人の表情から評価するFace Scale、複数の質問から成る日本語版簡易型McGill痛みの質問表（日本語版SF-MRQ）等があります。

e. 呼吸困難

労作による息切れから評価するヒュージョーンズ分類、MRC息切れスケール等があります。

その他、QOL、意欲、モラル、閉じこもり、介護負担感の尺度など、たくさん開発されています。文献検索して、それらを吟味し、有効に活用します。

しかし、注意したいことは、これらは万全ではないということです。外国で開発された尺度が日本人に合うとは限りませんし、多様な個人差がある臨床でマッチするとは限りません。尺度を使用するときは、対象者が答えやすいか、あてはまりやすいか、プレテストなどで確認して使用しましょう。

3 回答値から見た尺度

質問についての回答値の解釈によって分析が異なります。

①名義尺度

性別は男・女で答えます。血液型もA、B、O、ABと答えます。癌の既往もあり・なしで答えます。これは、点数化できないデータとなります。また、それぞれ答えを記述してもらうのか、回答を用意して該当するものに○やチェックをしてもらうのか、説明します。

②順序尺度

悪化 -1、維持 0、改善 1、解決 2のように大小関係にのみ意味があるものを順序尺度といいます。

③間隔尺度（距離尺度）

温度や歩行距離の変化は数値の差に意味があるので、間隔尺度といいます。

④比率尺度（比例尺度、比尺度）

体重が 50kg から 55kg への増加は 10％増、100kg が 105％増加は５％増と同じ５kg でも数値の比に意味のある尺度は比率尺度となります。

4 リッカート尺度

「できる５点、ほとんどできる４点、どちらともいえない３点、あまり（やや）できない２点、できない１点」「できる３点、どちらともいえない２点、できない１点」など奇数個で区分すると間隔がおおよそ均等になり、間隔尺度として扱えます。しかし、この場合、真ん中に回答が偏ってしまうという欠点があります。「できる４点、ほとんどできる３点、少しできる２点、できない１点」と偶数個で区分すると、できるかできないか回答が分かれて、はっきりつかむことができます。しかし、欠点は等間隔ではないということです。この場合、順序尺度になります。

したがって、尺度の精度を重視するなら奇数個で、できるか、できないかのどちらかの傾向を明らかにしたい研究なら偶数個で区分するとよいでしょう。

時々、「大変できる３点、少しできる２点、できない１点」という区分をみかけますが、これだとできるほうに回答が偏ってしまいます。「大変できる４点、少しできる３点、あまり（やや）できない２点、まったくできない１点」のほうがよいです。しかし、ここで、「少し」とか「やや」とか、「あまり」とかいう表現は微妙です。いっそのこと、「大変できる５点、できる４点、どちらともいえない３点、できない２点、全くできない１点」で尋ねるほうがよいかもしれません。

区分が多いと平均値等の差の比較がしやすくなります。平均値や中央値を使用する統計処理をするなら区分が多いほうがよいです（通常、５～９区分）。単独の項目の回答は一般に順序尺度、複数の項目の回答を累積する場合は間隔尺度とされます。しかし、区分が多いと回答する人はその程度を深く考えなければならず、「はい、いいえ」の回答方式の方が答えやすいこともあります。プレテストをして、回答しやすい段階を検討して、本調査に臨みます。

■リッカート尺度の回答例

質問１

「あなたと受け持ち患者さんとはコミュニケーションがとれていますか？」

回答方法

「５：とれている、４：ややとれている、３：どちらともいえない、２：あまりとれていない、１：とれていない」と回答を区別し、５から１点と点数化する。

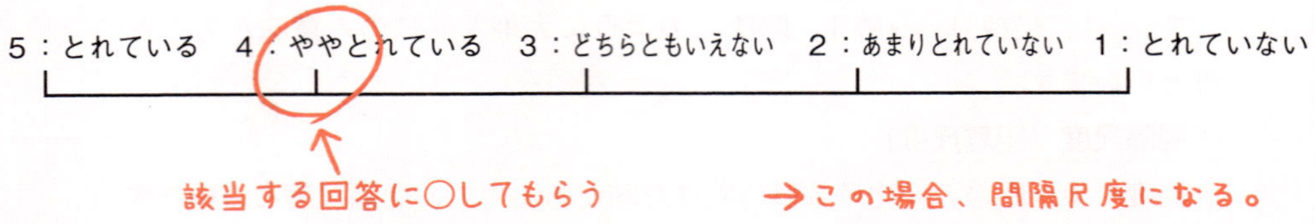

5 プレテストの方法

研究対象に近い個人や集団に対して、本調査の前にテストしてみることをプレテストといいます。簡単なところでは、自分の病棟の同僚やその家族、友人、近所の元気な老人の方たちにテストし、答えづらくなかったか、わかりにくい表現はないか、失礼で不愉快にならなかったか、時間がかかり負担にならなかったかなど感想を聞いて、再び尺度やアンケートを改良します。

その場合、どのような対象に何人プレテストしたか、どこを改良したか、最終的にどのような項目でどのような尺度にしたのかを研究計画書の研究方法・内容に記載します。プレテストを実施したことを記載したほうが、その尺度の信頼性は高まるといえます。ちなみに、パイロットスタディとプレテストの違いは、パイロットスタディはあとでみて判断の指標になるような試験的調査で、プレテストは対象が小規模、単体で試験的調査を簡単に行うことです。

■記述の例

2. 調査方法と内容

（1）利用者満足度測定尺度

満足度は質問紙法による自記式調査を行う．調査項目は在宅ケア利用者の満足度測定ツールであるHCCSI Items（Home Care Client Satisfaction Instrument）[11] 6項目すべてと，わが国において開発されている項目[7, 12]の一部を加えることにした．HCCSIはWestra[11]らによって開発された在宅ケア対象者の満足度測定用具であり，ケア技術，経済的側面，利用度，ケアの有効性等の領域を含んでいる．開発にあたっては3回にわたるパイロットスタディが行われて開発され，測定用具の信頼性・妥当性を内部整合性・構成概念妥当性・基準関連妥当性（項目間相関係数0.37, p=0.001）の側面からすでに検証されている[9]．本調査ではHCCSIを用いると同時に，満足度はその国の文化的な影響を受けることの配慮からわが国の先行研究で開発された項目を一部加えることにした．その満足度調査の項目はサービスの継続性，信頼性，利用者尊厳性等を含む訪問看護活動全般に対する満足度を尋ねる10項目，利用者家族の状態改善についての満足度を尋ねる6項目と計16項目を設定した．回答は「そう思う」から「そう思わない」の4段階で尋ね，各項目に4点から1点を配置し，得点が高いほど満足度が高いと設定した．

文献

7）日本訪問看護振興財団．平成10年度訪問看護の質に関する調査研究報告書．日本訪問看護振興財団，東京，p.35，1999.

9）渡辺孝雄．在宅ケアの基礎と実践．ミクス社，pp.202-203，1998.

11）Westra BL, Cullen L, Brody D et al. Development of the home care client satisfaction instrument. Public Health Nurs. 12: 393-9; 1995.

12）島内節，髙﨑絹子，内田陽子，著編．看護職が行う在宅ケアマネジメント．日本看護協会出版会，東京，pp.56-57，1997.

内田陽子，山崎京子．利用者満足度の高い訪問看護ステーションのケア体制の特徴に関する研究．日本在宅ケア学会誌，4: 95-96; 2000．より引用一部改変

6 質問紙（アンケート）の作成ポイント

思いつくままに、1時間程度の短時間でアンケートを完成させてしまうのは無謀なことです。アンケートを作成することは、調査研究の要の作業ですから、慎重に、よく吟味して作成します。

■質問紙の構成手順

1．最初に調査の目的を説明し協力をお願いする文章を書く
2．回答者のプライバシーを保護することを書く＜倫理的配慮＞
3．調査責任者の所属と連絡先を書く
4．患者の背景を尋ねる（年齢、性別、職業）
5．自分たちが聞きたい事柄、尺度に基づく各項目の質問をする
6．調査協力への謝辞を書く
7．回収方法について書く

回答率と、その回答内容の信頼性を上げるためのポイントは下記の通りです。

①質問紙の枚数、質問項目は多くならないようにする

私が「ある団体の自主組織による映画会の評価研究」をしたとき、観衆に対してアンケートを配布したのですが、映画会直後はすぐに帰りたい人が多いことを配慮して、A4サイズ1枚としました。項目が多くなりすぎると、回答者の負担が増して、回答しない人が多くなります。また高齢者の方に回答していただくのも、とても大変なことです。ページをめくるのも大変です。枚数が多くならないように、必要な質問項目をよく吟味してください。

②回答はできるだけ記述式でなく、チェック式にする

自由回答は回答者にとっては負担です。文章を考えて書かなければならないからです。したがって、回答はあらかじめ用意しておき、簡単にチェックできるようにしておくことです。自由回答の質問は、最後に1問から多くても数問用意する程度です。

③わかりやすい、具体的な表現の質問をする

「医師のアナムネについてどう思いますか？」などと患者さんに尋ねても理解できません。「医師の病状についての説明は理解できましたか？」と尋ねたほうがよいです。看護師さんが作成するアンケートをみると、専門用語が使われていたり、言葉が足りなくて、不親切な質問があったりすることが多いです。もっと具体的に、回答者の立場になってわかりやすい表現にして質問してください。質問の意味がわからず、欠損値（無回答）が多くなった質問紙は、データの信頼性は低くなりますので気をつけてください。

④回答者のプライバシーや回収方法に配慮する

例えば、看護学生にアンケートする場合、個人名を伏せないと、学生は本当のことを書きません。したがって回答者のプライバシーについての保護、回収方法の説明をする必要があります。回収は教員が直接回収すると学生たちは教員に回答が知られるのではないかとおそれます。患者さんに対して満足度調査をするときもそうです。担当看護師

が回収すると、患者さんは入院中の看護に不利益を受けることをおそれて本当のことを書かないかもしれません。また、回収方法についてもプライバシーの保護を考慮しなければいけません（例：無記名の専用封筒に入れ、投函箱に自由に入れる、無記名で機関に郵送してもらうなど）。

⑤プレテストを重ね、専門家・研究者の意見を聞く

質問項目の信頼性や回答の可能性について、対象者に近い人たちにプレテストをしたり、専門家・研究者にアドバイスや意見をもらったりするとよいでしょう。

■回収方法の記載例

回収は本人または家族が返信用の封筒に入れ，受け持ち看護師による回収ではなく，分析者である研究者に郵便により返送してもらう．

9 倫理的配慮

データを収集するときの対象者への説明や同意の方法、プライバシーの保護、データ管理などの倫理的配慮を必ず書きます（Ⅲ章参照）。

10 分析方法

手計算をするというのは、時代遅れです。分析方法には、どの項目とどの項目の関係に対して、どのような分析手法を用いるのか、統計解析ソフトは何を使用するのか、具体的に説明します。

■記述の例

＜分析方法その１＞

アウトカム評価の分析方法は１回目調査と２回目調査のアウトカム変化を「悪化」,「維持」,「改善」に分け，各機関別にχ^2検定で比較分析する．統計解析ソフトにはSPSS22.0バージョンを使用する．

＜分析方法その２＞

患者の年齢と満足度の関係は，Pearsonの相関分析を行う．解析はエクセル統計2012を使用する．

＜分析方法その３＞

費用対効果比の度数分布や平均値の結果から，経済学専門家のアドバイスを受け，費用対効果のよい群と悪い群の２群に分ける．２群間の性別の比較はt検定を行う．解析には統計パッケージSAS9.3バージョンを用いる．

■アンケートの例

認知症啓発ビデオ鑑賞会についてのアンケート

この度は○○病院の認知症啓発会にご来場、誠にありがとうございました。ビデオの内容はいかがでしたか？皆様からご意見をいただき、今後の改良に役立てたいと思っております。アンケートにご協力ください。下記をお読みいただき、あてはまる「□」に✓(チェック)をご記入ください。

アンケートは無記名でプライバシーは保護されます。　○○病院　看護部代表　田中節子

1．あなたのことについてお教えください

①あなたの性別と年齢について

□男性　□女性　年齢（　）歳

②あなたの職業について

□学生　□医療・保健・福祉職　□公務員　□会社員　□主婦
□自営業　□その他（　）

③ビデオをみる前、あなたは認知症に興味がありましたか？

□大変ある　□ややある　□あまりない　□全くない

2．ビデオの内容について

④ビデオを観て全体的に満足しましたか？

□大変満足した　□まあまあ満足した　□あまり満足でない　□全く満足しない

⑤ビデオ全体の内容はわかりやすかったですか？

□大変わかりやすい　□まあまあわかりやすい　□あまりわからなかった　□全くわからない

⑥ビデオで紹介している認知症患者様のかかわり方は理解できましたか？

□大変理解した　□まあまあ理解した　□あまり理解できない　□全く理解できない

3. ビデオを観て、あなたの変化について教えてください

⑦認知症をもつ人と健常者が共に生きていく社会づくりの大切さについて

□大変理解できた　□まあまあ理解できた　□あまり理解できない　□理解できない

⑧認知症のボランティア活動に参加したいと思いましたか？

□大変思う　□まあまあ思う　□あまり思わない　□全く思わない

⑨認知症の方が、困っているときには声をかけたいと思いますか？

□大変思う　□まあまあ思う　□あまり思わない　□全く思わない

4. その他ご意見・ご感想がありましたらお教えください

（　）

＊ご協力ありがとうございました。病院入り口に設置しているアンケート投函箱に各自入れていただきますようお願い申し上げます。

11 研究の必要性(問題提起・文献検索内容も含む)の記述のしかた

1 「はじめに」の文章になることを念頭に入れて書く

研究の必要性については研究計画書の一番初めに書くべきですが、計画書の段階では、一番最後に考えて文章化してもよいと私は思っています。というのは、研究の必要性は

論文にする場合、「はじめに」や「緒言」にあたるところなので、文章化が求められます。文章化することは大変なので、ここで力を費やすと、一番大切な①テーマと目的、次に大切な②研究方法がおろそかになるので、私は、研究テーマ、目的、方法を考えて、最後に研究の必要性をまとめることを臨床の看護師さんにお勧めしています。

しかし、「はじめに」の文章の核となる問題提起と文献検索についてはテーマと目的を考える前に箇条書きしておいてください。以下、本格的に文章化する作業を述べます。

2 研究の必要性についてアピールする

なぜこの研究が必要なのか、以下の構成に沿ってアピールする文章を論理的に書きます。

■「はじめに（研究の必要性）」の構成

①研究テーマに直接関係があり、読者が入りやすい導入　<全体の動向や背景>
②現状の問題点　<問題提起>
③文献検索でどこまで研究されていて、されていないのか　<文献検索>
④自分たちは何を明らかにしたいのか　<研究目的>
⑤それを何に役立てて、どうケアを検討していきたいのか　<ねらい>

3 導入から引用文献を使用してブラッシュアップする

研究計画書を第三者に納得してもらうためには、「はじめに」で読者を引き付けなければなりません。はじめの文章の出だしはテーマに関する全体的な動向から書き始めたほうがよいです。統計データや文献を引用しながら、導入文章を書くことは昔からよく行われていますが、やはり、研究の焦点の背景から書きはじめるほうがよいでしょう。

■「はじめに」の最初の段落の例

平成24年度，わが国では介護報酬の改定が行われた．その改定では，介護職員の処遇改善の確保，物価の下落，事業者の経営状況，地域包括ケアの推進を踏まえ，プラス1.2％の改定率となった[1)]．介護保険制度では要介護認定度によって設定された金額のなかで，利用者のニーズに合わせたサービスの組み合わせが決定される[2)]．また介護保険の主旨には高齢者の自立促進についての意向も含まれている[3)]．したがって，介護保険制度においては限られた資源のなかで，在宅サービスを効果的に選択し，最大限の効果を出すという効率性が求められているといえる．しかし，現行の介護保険制度にはサービス評価システムや費用の効率的使用については課題が残されている．

筆者作成例。実際には研究されていない。

文頭の文章ですが、平成 24 年度の介護報酬改定の情報をここに引用し、インパクトをあたえる文章とします。そして、本来の介護保険の主旨を説明し、現在では多くの課題があることを自分の意見ではなく、引用文献を活用して説明しています。引用文献を使うと非常に説得力が増しますし、文章が洗練されてきます。

最初から自分の文章を作成するのは難しいので、文章を引用すればよいのです。引用は悪いことではなく、むしろ多く使用したほうがよいです。きちんと引用箇所と文献名を明記すれば著作権の侵害にはなりません。

4 文献検索の内容を説明する

自分がしたいと考えている研究がどこまでされていて、どこからされていないかを引用文献の紹介をしながら説明します。そして、ここは誰もしていないから、これから研究する価値があることを主張します。

■例文その１続き

サービスの質評価についてはケアの効果，結果であるアウトカムを中心とした評価の重要性が叫ばれ[4)]，数々の研究が最近になって登場している[3, 5-8)]．要介護認定レベルによってアウトカムの特徴があることや[3)]，アウトカムが高くなりやすい利用者の条件[5)]についてはすでに明らかにされている．さらにアウトカムを高めるケア内容についても分析が行われている[6)]．またアウトカムだけでなく費用の効率性も考慮した研究は内田らが数々行っており，ここでは費用対効果に影響する利用者の条件やケア内容について明らかにしている[7-8)]．2002年には内田[9)]が，在宅サービスを利用する顧客の要介護認定レベル別にみた費用の効率的使用法について研究をしている．そこでは要支援・要介護１の比較的軽い顧客には費用を使用しアウトカムを高めていくことが最も効率的費用の使用法であることを明らかにしている[9)]．しかし，これらの研究は訪問看護ステーションについては行われていない．

筆者作成例。実際には研究されていない。

5 自分の研究計画は価値があり、本研究では何をするのかを説明する

研究がされていないことを述べたら、自分はそこに着目し、これから研究をするのだと主張します。そしてそれを明らかにすることによって、何に貢献できるのか、研究の価値を書きます。最後の段階には本研究の目的・テーマを明記します。

■例文その１続き

利用者は在宅サービスを複数利用しており，その組み合わせによる研究も課題となっている．在宅サービスは主に訪問介護や看護等を中心とする訪問サービスと通所リハビリテーション，通所介護，短期入所等の通所系のサービスに分けられる．訪問看護ステーションの管理者は，自分たちのサービスがどのようなアウトカムをもたらしているか，また費用の分析等に基づく経営管理が求められる．そこで本研究の目的は訪問看護ステーションにおける利用者のアウトカム，費用の関連を明らかにすることとする．

筆者作成例。実際には研究されていない。

■例文その２

テーマ：入院した認知症高齢者に対する身体拘束に代わるケア

はじめに

2001年に厚生労働省が発行した「身体拘束ゼロへの手引き」[1)]により，高齢者施設において拘束廃止に向けた取り組みがなされている．個別アセスメントの充実，寄り添うケアの実施，器具の工夫などを行うことで施設では拘束廃止を可能にしたと加藤らは述べている[2)]．にもかかわらず，病院では身体拘束廃止の体制は整っていない．病院における拘束の研究は，転倒予防としてのアセスメント[3-7)]，監視システムに関する研究が多い[8-11)]．つまり，拘束廃止にかかるケア方法の開発は少ない状況がある．本研究の目的は，入院した認知症高齢者に対して，身体拘束に代わるケア方法を開発し、その効果を明らかにすることとする．

筆者作成例。実際には研究されていない。

12 看護研究計画書のまとめ方の復習

以上、いろいろ説明しましたが、計画書のまとめ方についてポイントをまとめました。自分の書いた計画書が的外れになっていないか確認しましょう。

1．テーマ

・身近な題材、いつも遭遇していて、問題を感じていること。
・より具体的で、オリジナルキーワードが入っている。

<具体例>

その１　レモン水を用いた口腔ケアの方法と評価
その２　ガンマナイフ治療中の患者の苦痛の程度とその影響因子

2．研究目的

・簡潔に何を明らかにしたいのか。
・テーマと目的は一致していること。
・まどろこしく、長々いうのではなく、簡潔に明瞭に何を明らかにするのか。
・明らかにしたいものが複数の場合、１、２、３と数字を付けて分けて具体的に書く（箇条書き）

<具体例その１>

1．レモン水を用いた口腔ケアの方法を明らかにする．
2．1の効果を明らかにし，評価する．

<具体例その２>

1．ガンマナイフ治療中の患者の苦痛にはどのようなものがあり，それぞれの程度を明らかにする．
2．1に影響を与える因子を利用者とケア提供者側から明らかにする．

3．文献検索と研究の必要性

・テーマに関して現在までの研究の足取り、研究結果を説明する。
・明らかにされていない点を今回取り組むことを説明する。
・文献検索の内容を引用しながら説明する。

＜具体例その１＞

口腔ケアの方法は今までの研究をみると，どのような方法が主流でその効果はどのように評価されているのか，今回どうしてレモン水に着眼したのか根拠を説明する．

＜具体例その２＞

ガンマナイフ治療，今までの研究成果について説明し，治療中の患者の苦痛に関しては研究されていないこと，それを研究することはどのような意義があるのか説明する．

4．研究方法

（注：あやしい方法と思われないように具体的に書く）

1）対象について

・全体からその対象を選んだ方法、最終的に対象者として何人予定するかを説明する。

2）調査方法と内容

・質問紙、面接、観察法、看護記録からの収集等の方法を説明する。
・質問紙の質問項目の内容、個数、回答方式を説明する。
・質問紙はいつ、どこで、誰がとるのか、回収方法はどのようにするのか、説明する。
・倫理的な配慮。プライバシー確保のためにどのような配慮を行うのか。

3）分析方法

・何と何の関係をどのような分析方法で行うのか説明する（t検定、相関、クロス検定等）。

＜具体例その１＞

1）対象

意識障害JCS ３ケタの当院入院患者50人のうち，通常の方法25人，レモン水の方法25人とランダムに振り分けることとする．

2）従来のケアとレモン水を用いた口腔ケアの開発方法

・従来の方法（手順，物品）と限界性，問題点を説明する．
・看護記録の検索や，文献検索，医療者間の会議から新しい方法をどうやって開発するのか説明する．
・新しい方法を具体的に説明する（手順，物品）．

3）効果の方法（評価方法）

・効果評価の指標を説明する．
例：細菌数，舌苔の面積等
・効果をどうやって測定するのか説明する．

4）分析方法

従来の方法とレモン水の方法の効果についてのデータをt検定（2群の平均値の差の

比較）で分析する．

＜具体例その２＞

1）対象

1999年1月から2002年12月31日まで当院でガンマナイフ治療を受けた75人の患者

2）調査方法と内容

自記式質問紙の方法で行う．質問紙の項目は，大きくわけて，１．患者背景，２．治療中の苦痛，３．治療中のケア提供者について３つ定めた．患者背景は年齢，疾患名，○，○，○，○，○の項目を定めた．苦痛については身体的項目５つ（痛み，圧迫感，しびれ，○，○），精神的項目５つ（○，○，○，○，○），社会的（ケア提供者や治療環境について）項目５つ（○，○，○，○，○）を内田らの文献をもとに，独自に作成した．回答は，「大変感じる」から「まったく感じない」までの４段階で評価してもらう回答チェック式とする．回収方法は，専用の封筒に入れ，ナースステーション横に回収箱を設置し，各自，投函してもらう．

3）分析方法

患者背景と苦痛との関係は一元配置分散分析，相関分析を行い、エクセル統計使用．

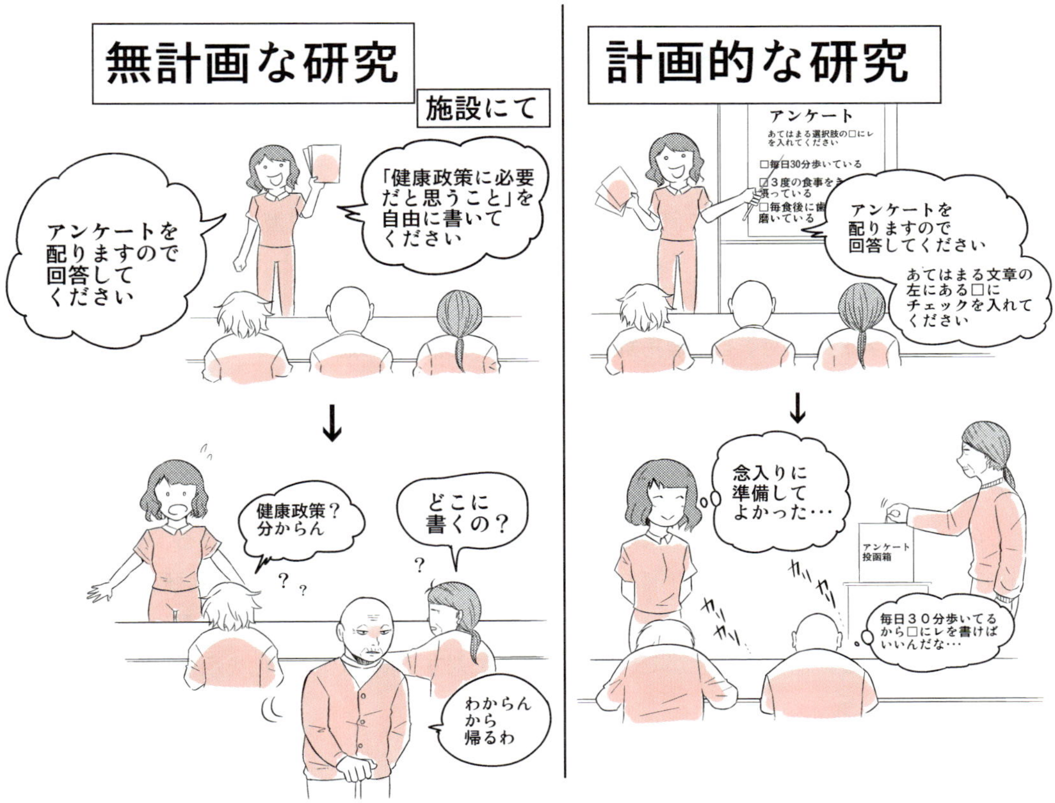

Ⅲ 倫理的配慮

1 研究は必ず倫理的配慮を行わなければならない

研究は倫理的配慮が求められます。すべての研究において対象者には研究目的、方法、また研究における不利益が起きない保障、プライバシーの確保などについて口頭だけでなく文章でも十分に説明を行います。そして、必ず対象者から同意を得るようにしてください。大勢の質問紙調査の場合、その提出をもって同意を得たとすることもありますが、その対象責任者からは同意書をとります。実際に研究に入っても、対象者に不利益が生じないように十分配慮します。研究中、危険性を感じたら直ちに中止し、かついつでも対象者が拒否できるように配慮してください。

質問紙は無記名とし、プライバシーに配慮します。必要なデータを入力したら、すみやかにシュレッダーにかけます。

抄録や論文についても、必ず倫理的配慮について書くようにしてください。また、倫理委員会があるところは委員会での審議、承認を得ます。なければ、あるところ（共同研究者所属機関に倫理委員会があれば）での審議をお願いするか、十分に自分たちで倫理的な検討をします。研究実施機関で委員会がある場合、そこでも審議を受け、承認を得ます。

2 倫理委員会申請書に書くこと

倫理委員会の申請書に研究計画書や資料、対象者への説明書と同意書をセットして、委員会に申請をします。その後、審査を受け、質疑応答のあと、承認の可否を受けます。申請書における倫理事項の主な点と例を以下にまとめます。

①「疫学研究に関する倫理指針」「ヘルシンキ宣言」の遵守

例：以上の指針や宣言の遵守に努めます。

■ヘルシンキ宣言とは

ヘルシンキ宣言は、人体実験に関する倫理規範、臨床研究に従事する医の倫理を明文化したもの。その基本的な原則は、①倫理委員会での検討や批判、指導がなされる、②資格のある科学者が実施し、被験者に何かあれば医師が責任をとる、③被験者の利益は何よりも優先される、④十分なインフォームドコンセント（研究についての説明と同意を得ること、中断の自由をもつこと、自分で判断ができない被験者に対する同意の文章化を示す）がある。

②個人および家族のプライバシー保護

例：データ収集の際は対象者をID番号により管理し、プライバシーを保護します。本人のプライバシーや安全にも配慮するために、職員の目の届く面接室などでインタビューを実施します。1回の面談は本人の疲労度を観察しながら、15～30分間とします。

③参加中止の自由および中止による不利益の有無

例：参加中止は自由であり、中止による不利益もありません。

④収集したデータの取り扱いについて

例：データは、番号に置き換えます。データは、デジタルセキュリティボックスに入れ、○○大学大学院保健学研究科○○研究室にて保管管理します。研究の中断および研究期間が終了した場合、データはシュレッダーで廃棄します。

⑤実施対象者に理解を求め、同意を得る方法

例：本人の理解やサインが可能な場合は本人に説明し、同意を得ます。この場合も本人にはわかりやすい言葉で説明を行い、口頭およびサインにて同意を得ます。本人が理解やサインできない場合は、家族、もしくは代理人・後見人に文章で説明し、同意を得ます。同意は、本人、家族のどちらからであっても、いつでも撤回できるものとし、本人に代わり家族から同意を得た場合でも本人が撤回できるものとします。

⑥実施によって生じる個人への利益および不利益並びに危険性と医学上の貢献の予測

個人への利益

例：特にありません。

個人への不利益及び危険性

例：特にありません。

医学上の貢献の予測

例：この研究結果を、認知症をもちながら1人暮らしをする高齢者を支えるための安全、安楽、QOLを保障する基礎資料とします。この資料は、これからの認知症啓発活動やケアシステム構築に役立てます。

3 対象者への説明書と同意書

対象者からの同意を得るために、口頭説明だけでなく、説明書も作成し、対象者に渡して理解を得ます。そして、それに対しての同意も書面でとります。一度同意しても、途中で撤回できることも説明しておきます。この説明書と同意書はデータをとらせていただく対象者用と施設管理者用と2種類作成します。場合によっては、字を大きくして、ふりがなを付ける等の配慮をした高齢者用も作成します。

■倫理委員会への提出の準備から承認を得るまでのプロセス

1. 委員会開催日および必要な書類の部数、提出期限を確認する。
2. 必要書類として申請書、研究計画書、アンケート、説明書・同意書、資料をそろえる。
3. 委員会当日、ポイントを押さえて説明し、委員との質疑応答を行う。
4. 委員会から指摘された点を明記し、修正した書類を提出する。
5. 修正点を委員会が確認し、承認の通知が発行される。

■資料1：説明書の例

説明書

暑い日が続きますが、皆様いかがお過ごしでしょうか。このたび、下記の研究を実施するにあたり、内容をご理解の上、ご協力いただきたくお願い申し上げます。

記

1. 研究事案について

わが国は、超高齢化社会を迎え、1人暮らしの高齢者の増加で、認知症と共に自宅で1人暮らしを続けていかねばならない社会となっております。今後自分が認知症になったら1人で暮らしていけるのか、家族や職員はどうやって支えていくかなどの差し迫った不安が突きつけられています。そこで、認知症をもちながらも1人暮らしを実現する具体的な方法について明らかにしたいと考えています

2. 研究の趣旨、目的及び研究期間について

（1）研究の趣旨・目的について：認知症をもちながらも1人暮らしされている高齢者の暮らしぶりの中の知恵や工夫を教えていただくことを目的とします。

（2）研究期間について：研究期間は、平成○年○月から平成○年○月末までを考えております。○○機関での調査は、平成○年○月末までを予定しております。

3. 協力内容について

研究に同意していただける方は、1人暮らしの様子や対処の工夫についてお話を伺わせていただきます。さらに、職員がお宅訪問時に同行させていただき、ご自宅での様子を観察させていただきます。

4. 個人のプライバシー保護や配慮について

（1）同意の方法：本人の理解やサインが可能な場合は本人に説明し、同意を得ます。本人が理解やサインできない場合は、家族、代理人に文章で説明し、同意を得ます。

（2）本人の負担への配慮：1回の面談は本人の疲労度に配慮しながら、15～30分とします。それを研究期間内に数回行う予定です。

（3）安全性の確保：本人のプライバシーに配慮しながら、安全も考慮するために、職員の目の届くところでインタビューを実施します。

（4）情報の管理：データ管理は、個人名を特定するものは番号に置き換えて行います。データは、鍵のかかるボックスに入れ、○○大学の○○研究室にて保管管理します。

5. 本研究から生じる個人への利益、不利益について

特にありません。

6. 同意の撤回について

同意は、同意後であっても本人または家族のどちらからでも撤回することができます。

7. 費用の負担について

本研究に協力する皆様の負担はありません。

8. 情報の公開について

原則的には、公開しません。

9. 研究成果の公表について

学会や基礎資料としての発表や学会誌などへの記載を予定しています。その場合、本人および家族の氏名や施設等の名称が明らかにならないようにして発表いたします。

10. 研究から生じる知的財産権の帰属について

本研究から特許権等が生じる場合には、その権利は○○大学にあり、皆様にはありません。

11. 研究終了後の資料・データの破棄方法について

研究の中断及び研究期間が終了した場合のデータはシュレッダーで破棄いたします。

12. 研究実施責任者・問い合わせ

機関名　○○大学　住所　〒○-○　○県○市○町○丁目○番○

所属　○学研究科　職名・氏名　○○○○○　電　話　○-○-○

なお、本研究は○○大学倫理委員会の承認を受けています。

本研究に協力いただくにあたり、本書にてご説明いたしました。

平成　　　年　　　月　　　日

説　明　者　○○○○

機関・所属　○○大学

職　　　名　○○

■資料２：同意書の例

同意書

研究について説明者からの説明を聞き、この研究の趣旨、目的、内容等を理解した上で、研究に協力することに同意いたします。

平　成　　　　年　　　　月　　　　日

署　名　　　　　　　　　　　　　　印

説　明　者　○○○○

機関・所属　○○大学

職　　　名　○○

Ⅳ ケーススタディ・事例研究のまとめ方

1 ケーススタディとは

ケーススタディとは、１事例（１人の患者さん）、もしくは数例の事例に対して、深く詳細に調べて分析することです。その目的を以下に記します。

■ケーススタディの目的

①患者さんの問題点について自分が行った看護は効果的だったかの評価をする
②患者さんのために開発した看護用具は効果的であったかの評価をする
③患者さんと自分との人間関係における法則や特徴を明らかにする
④自分が行った看護について振り返り、どうすることがよかったかを考える

2 学習それとも研究？

ケーススタディは、症例報告、事例研究等のさまざまな名称が使用されています。スタディ（study）を辞書でみると、「①勉強する、学習する」「②研究、学問」とあります。両者ではレベルが違うのですが、研究初心者は学習のレベルでよいと思います。ここでいう学習のレベルとは、自分の受け持ち患者さんに対して、文献を調べて一番よい方法を考えて実践することです。学生さんには、ケーススタディを通じて、看護に対する問題意識、好奇心、探究する楽しさを体験してもらうことをねらいとします。研究のレベルに昇華するには、文献に基づきながらも、さらにオリジナルなケア方法を立案して実践し、客観的な評価を行うことが求められます。

3 学生のケーススタディをどこの実習で行うか

多くの看護教育機関では実習においてケーススタディをまとめさせています。

ケーススタディでは普段の実習に比べ、より一層力を入れて取り組み、かつ看護の成果を評価（アウトカム評価）しなければいけません。それができる環境の実習場でケースをとるようにします。すでに場が決定されている場合は、そこでケースを取ります。

対象とする患者さんの決定は非常に重要です。教員は学生の経験や能力などを考慮して決定しますが、もし、学生に要望があるのであれば、学生からすぐに教員に申し出るように、事前に説明しておきます。例えば、以前から、ボディイメージ変容の患者さんに興味があり、それをスタディしたいと考えているなら、担当の教員にその要望を伝えます。実習場所で該当する患者さんがいれば、その方の受け持ちにしてもらい、ケース

スタディを進めていきます。

しかし、いつも都合よく望むような患者さんがいるとは限りません。そのときは、教員とよく相談して患者さんを決めましょう。どのような患者さんであっても多くの看護上の問題をもっています。患者さんと実際に会えば、自分のしたい看護がみえてきます。そのときにテーマを決めても遅くはありません。受け持つ患者さんに対して、自分ができる、看護の介入がしやすい視点を教員と臨床指導者の看護師さんと話し合い、焦点を定めて進めていきます。

とにかく、ケーススタディは主体的な活動です。学生は積極的に担当教員、現場の看護師さんに自分から常に声をかけ、相談していく姿勢が大切です。

4 学生のケーススタディの準備・進め方のスケジュール

1 実習中の進め方

受け持ちの患者さんが決まったら、計画的に情報収集と文献検索に取り掛かります。

＜実習第１週目：１日目＞

①患者さんのあらゆる情報を収集する。受け持ち患者記録の情報の欄を一生懸命に埋める。その中で焦点となりそうなものを数点あげる。

②実習後は図書館に直行して、焦点となるキーワードをもとに文献を検索して、文献を収集する。

③家に帰ったら文献を読み、どのあたりが患者さんに該当するかチェックする。

＜実習２日目＞

①患者さんの看護計画立案のために問題点を列挙する。それを担当の教員または看護師さんにみせ、確認してもらう。

②家に帰ったら、文献を活用しながら、受け持ち患者さんの看護計画を立案する。

＜実習３日目＞

カンファレンスの場を作ってもらい、自分が立てた看護計画を発表し、看護師さんや教員に意見をもらう。受け持ち患者さんにとって一番大切な問題点、看護のポイントを明確にする。これがケーススタディのテーマになるところです。

例えば、糖尿病で教育入院してきた患者さんは、

#　血糖が高い

#　肥満がある

#　料理するのが下手

#　仕事を持っていて忙しい

いろいろあると思います。それぞれの問題点の原因や関連性を検討し、特に力を入れる問題点を深く分析します。その結果、「#　指定されたカロリー内での食事の組み合わせがわからず、血糖が高くなる」という問題点が明らかになれば、そこに着眼して指導の方法を考えていきます。ケーススタディの基礎は看護過程です。アセスメントをしっ

かりして、問題点を明確にします。

<実習４日目、５日目>

看護の工夫を考え、患者さんに試してみる。「#　指定されたカロリー内での食事の組み合わせがわからず、血糖が高くなる」の問題点に対して、病院のパンフレットや看護師さんの指導をみて、患者さんの反応をよく観察する。そして、現行の指導よりももっとよい指導方法を考えていく。そのときに文献を広く読み、看護師さんと教員にも方向性を相談し、明確にする。

以上で実習１週目は終了で、土日の休日になります。

<休日>

休日には、週明けから実際に自分が行っていく指導を考えていきます。文献を再びよく読んで、よいアイディアがないか考えます。例えば、「パンフレットでなく、実際の食品、メニューを写真と絵にして切り抜き、後ろにカロリーを明記。朝食や昼食、夕食を想定してバイキング方式で患者さんに選択してもらい、最後にカロリー合計を計算する方法はどうか」と考える。テーマは、「糖尿病教育入院患者に対するバイキング方式による食事指導の効果」になる。さっそく、準備に取り掛かります。

<実習第２週目>

①自分のアイディアと、具体的な物品を提示し、担当教員と看護師さんに確認してもらい、実施の許可をもらう。

②実施するときに、効果を何で測定するか考える。例えば、この場合、最終合計カロリーを計算するときのオーバーしたカロリー数で評価する。数字が多いほど理解は低いということで、毎日データを収集することにする。

③実際に、実施し、評価のデータをとる。患者さんの感想も主観的データとしてメモしていく。

④家に帰ってケアを振り返り、さらに改良する。

その後の実習では引き続いて実践し、評価のデータを増やしていきます。

以上が理想のスケジュールですが、実際はモタモタするので、「気がついたら何もしなかった」「充実した看護ができなかった」と後悔することが起きてしまいます。そのときは、自分の看護の振り返りの形式（ヒストリカルスタディの項参照）でまとめます。振り返りは、文献を活用して、自分が行ったケアはどこがよくて、悪かったのか、原因は何であったのか、今後の看護はどうすべきかを考察していきます。

2　実習終了後の進め方

①実習が終わったら、提出しなければならない記録類を、早期に教員に提出します。そして、アドバイス・評価をもらい、早めに記録物を返却してもらいましょう。

②その後、自分の実習を振り返り、ケーススタディの本格的なまとめに入ります（それについては後述します）。

③何度も、担当教員にアドバイスをもらいます。また、改めて文献検索して、ケーススタディの形式になるよう文章を洗練させていきます。もちろん文章は担当教員に

チェックしてもらいます。
④学校側から決められた抄録、論文規定に基づいて文章をまとめ、提出します。
⑤学校でのケーススタディ発表会への準備をします。準備には発表原稿、スライドやパワーポイント、摸造紙などによる発表メディアを作成します。
⑥何度も発表メディアを使いながら、練習します。発表時間にも注意します。
⑦発表会で発表し、質問、評価を受けます。
⑧最終的に論文をまとめ、学校に提出します。
⑨教員と相談し、学校外の発表、雑誌投稿などにチャレンジします。

以上が、ケーススタディのまとめ方のおおよそのスケジュールになりますが、３年生か４年生になって取り組み、発表会が国試前の秋か冬になります。それまで、学生はこのまとめに多大な労力を使うことになります。看護学生時代の総決算の学習まとめになります。たいへんだと思うかもしれませんが、とことん何かを調べ、深く追求し、文章としてまとめ、発表することは、自分を大きく成長させる糧となります。

5 ケーススタディ・事例研究のまとめ方

1 ケーススタディの構成

看護学校におけるケーススタディは、以下の形式１のようにまとめることが多いでしょう。形式２の方法もありますので、対応して理解しておくとよいです。

■形式１

①テーマ（表題）・研究者氏名・所属
②はじめに
③事例紹介
④看護計画（ケアプラン）
⑤看護の実際（結果）
⑥考察
⑦まとめ
⑧謝辞
⑨引用・参考文献

■形式２

①テーマ（表題）・研究者氏名・所属
②はじめに
③研究目的
④研究方法（事例紹介・看護方法）
（事例紹介・看護方法・評価方法）
⑤結果
⑥考察
⑦まとめ
⑧謝辞
⑨引用・参考文献

この場合、「②はじめに」の後半に研究目的をテーマに一致させて書きます。「④看護計画」には焦点をあてた看護上の問題点、目標、具体策（特に力を入れ工夫した看護内容と方法）を記載します。「⑤看護の実際」は、「結果」にあたる部分となります。計画実施したことと患者さんの反応について事実に基づいた結果を書きます。考察は、患者さんが改善（または悪化）した要因の分析などを、文献を使って記述します。

2 一事例と複数事例でまとめる方法がある

研究は独自性や新規性が求められます。一事例の場合、結果の普遍性が難しく、研究レベルとして認められない場合があります。しかし、複数の事例を対象にすることで結果の普遍性が示された場合、研究として認められる確率が高くなります。ですから、継続して事例を追加し、まとめることをお勧めします。

6 ケーススタディの種類

ケーススタディには2つ種類があります。

1 ヒストリカルスタディ

事例に対してはじめから終わりまでの一連のプロセスを時間経過にそってまとめられたものです。ヒストリィ（history）は「歴史的な」という意味ですので、「受け持ちのはじめから終わりまでこうでした」という振り返りの形式になります。

このまとめ方は、かつて、多くの看護学生が行っていました。終わった実習の経過表を提示し､患者さんの状態と看護を時間経過にそって説明していきます｡ただ､「こうだった、ああだった」の報告会に終わり、焦点が定まっていないので、議論が浅くなりがちです。

しかしながら、ヒストリカルスタディはケアの一連の振り返りができます。したがって、このスタディもケアを発展させる重要な学習プロセスとなります。

2 インシデントスタディ

インシデント（incident）、つまりある出来事に焦点をあてて、分析する方法です。対象事例は多くの問題点をもっているケースが多いです。そのなかで特に力を入れた問題点、ケアの工夫点に焦点をあてます。例えば、糖尿病教育入院患者に対して、毎日の食事に焦点をあて、バイキング方式による食事指導を行った場合、それをまとめます。単に、糖尿病患者の看護をはじめから終わりまで経過を説明するヒストリカルスタディではなく、食事指導の工夫に焦点をあてたインシデントスタディとしてまとめるほうが、具体的で読者をひきつけます。

3 前向きスタディと後ろ向きスタディ

事例や事象について研究計画書（看護計画を含む）を作成し、研究を実施する研究を前向きスタディ（前向き研究）といいます。これに対して、過去の事例や事象に対して情報を振り返って収集し、まとめるスタディを後ろ向きスタディ（後ろ向き研究）といいます。

ヒストリカルスタディは後ろ向き研究といえます。また、事例研究に限らず、研究デザインとして診療録や看護記録等の過去の情報からまとめるものはすべて後ろ向きスタディといわれます。後ろ向きスタディは手軽にできる研究かもしれませんが、自分が必要な情報、それも新鮮な情報収集には限界があります。ある情報がほしいと思って、過去の記録をみても、それが正確に記載されているとは限りませんし、さまざまな人によって書かれている記録に信憑性があるかといえば、そうでもない場合もあります。ですから、きちんと計画を立案し、それにそって前向きなスタディ（前向き研究）をされることをお勧めします。

7 テーマ・研究目的の書き方

1 テーマは目的と一致して書く

テーマと研究目的は一致しなければいけません。ここでいう研究目的とは、何を明らかにしようとするのか、何をしようとするのか、どの出来事に焦点をあてるのか、それを明らかにすることです。研究目的はインシデント（出来事）を定めることです。ケーススタディであっても私は学生に研究目的を明記させるよう指導しています。というのは、これからいろいろと文章をまとめていくなかで、学生は混乱してきます。あれも、これも書かなくてはとゴチャゴチャしてきます。しかし、研究目的が明記してあれば、迷ったときに、どこに戻ればよいかわかります。

＜×悪い例＞

テーマ：終末期看護のあり方を考える

研究目的：看護を振り返りよりよい終末期看護を検討する.

テーマと目的は一致しているのですが、とてもあいまいで何に焦点をあてているか不明瞭です。「あり方」「よりよい」「検討する」という言葉はあいまいな言葉ですから、できれば使用しないほうがよいです。

＜○よい例＞

テーマ：終末期患者に対するアロマ足浴による疼痛緩和

研究目的：終末期患者に対してアロマ足浴をすると疼痛が緩和されることを明らかにする.

悪い例と比べて、疼痛緩和という点に焦点があてられていることがわかります。またアロマ足浴という看護の工夫が伝わってきます。このアロマと足浴がキーワードとなります。具体的で簡潔で、何を明らかにしようとするか研究目的もわかりやすいし、テーマと一致しています。

＜×悪い例＞

テーマ：喘息患児に対する呼吸理学療法を試みて

研究目的：喘息患児に対して呼吸理学療法を行って，看護を振り返る.

テーマに「……を試みて」というあいまいな言葉が使われています。試みてどうなったのか、その後が知りたいのに、途切れてしまって、中途半端な感じを与えます。この「……を試みて」という言葉は使用しないほうがよいです。目的も看護を振り返ると記述すると、ヒストリカルスタディのような印象を与えます。どこに看護の焦点があるのか明快にわかる表現にしたほうがよいです。

＜○よい例＞

テーマ：喘息患児に風車おもちゃを取入れた呼吸訓練の効果

研究目的：喘息患児に風車おもちゃを取入れた呼吸訓練の効果を明らかにする.

風車おもちゃというオリジナリティ、看護の工夫が感じられます。テーマから自分が実習中どこに看護の焦点をあてたのかはっきりしています。

＜×悪い例＞

テーマ：寝たきり患者の排泄の援助

研究目的：寝たきり患者の排泄の援助を試みて考えたこと.

抽象的で何を明らかにしようとするのか不明瞭です。

＜○よい例＞

テーマ：寝たきり患者に対するトイレ誘導がADLに与えた影響

研究目的：寝たきり患者に対するトイレ誘導がADLに与えた影響を明らかにする.
もしくは，寝たきり患者にトイレ誘導の援助を行えば、ADLが拡大していくことを明らかにする.

AとBの関係を明らかにしようとするものです。研究は因果関係を明らかにすることですので、よいテーマです。看護の介入によって患者さんの行動がよくなる仮説を立てて研究することはよいことです。

＜×悪い例＞

テーマ：統合失調症患者と自己の人間関係

研究目的：統合失調症患者と自己の人間関係を分析し，よりよい関係を考える.

＜○よい例＞

テーマ：統合失調症患者が拒否を示した看護学生の言動と行動

研究目的：統合失調症患者が拒否を示した看護学生の言動と行動の特性を明らかにする.

精神科でケースをとる場合、人間関係に焦点をあてることもあるかと思いますが、単に人間関係としても漠然としているので、拒否を示した場面や不安を示した場面とか、場面を焦点化するとよいでしょう。そして、人間関係という抽象的な部分でも、研究目的は何を明らかにするのかもきちんと明記します。また、自己というのも誰かわからないので、看護学生と明記します。人間関係の分析を通じて、「看護学生の言動と行動の特性（特徴）を明らかにする」としたらよいと思います。

＜○よい例＞

テーマ：統合失調症患者の社会復帰を促す金銭管理指導プログラム

研究目的：1. 統合失調症患者の社会復帰を促す金銭管理指導プログラムを開発し，患者が実施できることを明らかにする.

2. 実施すれば患者が社会復帰できることを明らかにする.

精神科は人間関係だけがテーマとなるわけではありません。普通の患者さんと同じように看護過程のなかの看護上の問題点に焦点をあてて、看護の工夫やその評価をまとめる研究も意義があります。現在、精神科の患者さんについては社会復帰への看護が非常に注目を浴びています。この例は、研究目的が複数になっているので、数字を振って書いていますので、1 つずつ実施していきます。

2 目的を書かなくてもよい場合もある

単なるケースの報告や紹介レベルであれば、目的は書かない場合があります。実際、ケーススタディ、医師の症例報告でも目的が書かれていないものも多く見受けられます。

3 どのようなテーマがよいか

やはりケーススタディであっても、取り組む価値のあるテーマがあります。以下にその条件をまとめました。

①最近注目をあびているテーマ

そのためには最新の看護雑誌の表紙に日頃から目を通しておく。最近は在宅看護、社会復帰を促すもの、早期回復を促す看護、高齢者の自立を促す看護、福祉用具開発、家族看護、終末期ケア、癒しケア、認知症ケアなどが注目をあびています。

②自分たちができるもの

自分たちができるもの、患者の近くにいる看護師、介護職ができるもの、自分やチームメンバーが実践可能なものをテーマにします。身体に影響するものは医師でなくてはできないものがあるので、テーマにするなら医師の意見を聞きながら、また、協力も得て慎重に検討します。

③効果がはっきり測定しやすいもの

自分が工夫し行ったケアの効果が測定できる（評価できる）ものをテーマにします。リハビリテーションであれば、歩行の距離とか ADL の状態を、尺度を使用して測定するなど、効果を何で測定するか考え、それが可能かを考えるのです。ケーススタディではケアの工夫をすること、そしてそれをどうやって検証するのか（効果を測定するのか）

を明確にします。

■効果の測定方法の例

- 疼痛緩和であれば、ペインスケール（疼痛尺度）で測定したり、痛み止めの薬の使用回数、時間間隔で測定する。
- リハビリなら、歩行距離、座位保持時間、ADL 尺度で測定する。
- 呼吸理学療法なら、各肺機能検査の値、ピークフローメータ値、呼吸訓練器の風船の大きさ、風車の回る時間、歩行距離などで測定する。
- 患者の言動・反応をすべて収集し、肯定的、否定的なものに分ける。

④具体的で、日頃から直面している問題、ケアをテーマにする

口腔ケアや体位変換、安楽な姿勢、食事の援助など、日頃よく行われているケアについての工夫や分析は重要性が高く、すぐに役立てることができます。

⑤特殊でめったに遭遇できないテーマ

④とは逆に、めったに遭遇しない特殊な事例もテーマとしてはよいです。移植医療を受ける事例や、性転換術を受ける事例、人工生殖療法を受ける事例などのケアはまだ十分研究されていません。したがって、ケーススタディするには非常に価値があるといえます。

8 事例紹介（患者紹介）の書き方

テーマは、論文の内容と一致していなければなりません。それは事例紹介、看護計画、結果、考察、まとめまで一貫して同じテーマを追って、脱線してはならないということです。

1 事例紹介は必要な情報をコンパクトにまとめる

事例紹介はテーマに必要な情報をピックアップしてまとめます。患者さんの情報はたくさんあるはずですが、それらを全部書くことはできません。必要な情報をコンパクトにまとめます。しかし、あまり省略してもいけません。第三者がみても、その患者さんの像がイメージできるようにまとめる必要があります。

■例文

テーマ：糖尿病教育入院患者に対するバイキング方式による食事指導の効果

1．事例紹介

A氏，30歳後半，男性，診断名は2型糖尿病である．職業はトラックの長距離運転手をしており，未婚で1人暮らしである．両親が遠方に住んでいる．18歳から運転手をしており，不規則な生活，外食生活で体重が60kgから20kg増加した．検診は行く機会を逃し受けていなかったが，今回，2012年10月の会社の検診を初めて受け，血糖の高値を指摘された．まったく自覚症状はなかった．12月当院外来でHbA1c，ブドウ糖負荷試験などの検査を行い，2型糖尿病と診断された．2013年２月仕事がおちついたため教育入院で入院となり，初日から受け持ちとなった．

テーマは食事指導に焦点をあてていますので、特に食事の生活、そしてそれに関連するものとして、職業や年齢、性別、症状、入院、受け持ちまでの経過などを、重点をおいて書くとよいです。

以前は特に疾患の説明を重視して記述していました。もちろん、これは重要なことで基礎になることです。しかし、医師の症例研究ではないので、看護上の問題に関連した情報で、全体の患者像の概要がイメージできるようにまとめます。

2 事例紹介の内容

一般的に事例紹介に記載されるものとして以下の項目があります。この中でテーマも考慮して必要な情報をコンパクトにまとめます。

■事例紹介での情報

①事例Ａ氏：プライバシーの保護をするために無関係なアルファベッドを付けます。実名はもちろんイニシャルや伏字（○田○子）も書かないように配慮します。
②年齢・性別
③診断名
④職業
⑤家族構成
⑥趣味
⑦発症・入院（入所）までの経過：発症、身体症状、そのときの対処方法、家庭での生活状況、ADL、経済状況、環境
⑧現病歴・既往歴
⑨入院（入所）時の状態：主訴、バイタルサイン、一般状態、検査データ
⑩入院（入所）中・受け持ちまでの経過：経過、ケアの方針・計画、基本的ニーズの充足の程度、生活状況、精神状態、ADL、社会的状態（家族との関係、職場との関係、経済状態）

このほか、性格（例：頑固、わがまま）を書く人がいますが、事例への先入観をもたせることとなり、そもそも患者さんに対して失礼なので書きません。書く必要があるなら、事実のデータとしてそれは誰が述べたのか記述します。患者自身が述べたのか、家族が述べたのか明記してください。

医師の書いた症例をみると、年齢、性別、主訴、現病歴、現症、経過とし、主に症状や治療等の医学情報が簡潔にまとめられています。ケアの分野では、医学情報だけでなく包括的な情報が必要となりますが、欲張りすぎずコンパクトにまとめます。

9 看護計画（ケアプラン）の書き方

1 テーマに関係するものだけ選択して書く

事例紹介での情報の説明が済んだところで、次は問題点やニーズ、目標、具体策を書きます。実際には事例は複数の問題点があるかと思いますが、ここではテーマに関連する問題点に焦点をあてます。その数は１つもしくは数個（多くても５個程度）でよいです。そして、焦点をあてた問題点に対しての目標、具体策を書いていきます。具体策も本来ならたくさん列挙したいところですが、紙面上の制約が現実にはありますので、特に工夫した具体策を説明します。

■例文

テーマ：糖尿病教育入院患者に対するバイキング方式による食事指導の効果

３．看護計画（ケアプラン）

1）**問題点**：#　外食が多くそのカロリーや組み合わせがわからないため，カロリーオーバーした食事となる．

2）**目標**：決められたカロリー内で３食を選択できる．

3）**具体策**：患者が日頃とる外食メニュー，自分でできる料理，主な食品，および栄養士から必要とアドバイスを受けた食品，調理品を実際の写真と図で示し，裏にはカロリーを書いてバイキング方式に朝，昼，夕食の３食分を分けて選択してもらう．

4）**評価方法**：評価はカロリー計算を行って指示カロリーからオーバーしていないか判定していく．

☞ 以上のように、テーマに関連する問題点とそれに対する目標、具体策は特に力を入れ、工夫した対策を選んで記述します。

2 問題点、目標、具体策の書き方

①問題点（看護診断）

問題点は事例に対して適切にアセスメントされた問題点をあげてください。問題点は「原因」と「問題」で構成されていますので、そのように表現してください。

例：外食が多くそのカロリーや組み合わせがわからないため（原因），カロリーオーバーした食事となる（問題）．

ケアプランにおけるニーズ表現の場合は「（本人が）～したい」という形で記述します。ここでは、「外食が多くそのカロリーや組み合わせがわからないため教えてほしい」となります。

②目標

目標も具体的に患者を主語にした行動目標の表現で書きましょう。抽象的だと効果が測定しにくいです。目標は、患者にどうなってほしいのか、どのような行動をとってほしいのか具体的に現実的に記述します。そして、それによってケアの効果が測定可能になります。

例文では、「決められたカロリー内で3食を選択できる」とあります。この目標は、実現可能であり、効果を測定できる指標になります。

③具体策

具体策には特に文献の裏づけを確認し、かつ独創的な具体策を書きます。本例のように必要なら写真や図を提示し、イメージしやすいようにします。例文では「患者が日頃とる外食メニュー，自分でできる料理，主な食品，および栄養士から必要とアドバイスを受けた食品，調理品を実際の写真と図で示し，裏にはカロリーを書いてバイキング方式に朝,昼,夕食の3食分を分けて選択してもらう」と書いています。単なるパンフレットによる食事指導と違ってオリジナリティがあります。具体策はこのように文章でもよいですし、番号を振って箇条書きにしてもかまいません。

④評価方法

そのケアをどう評価するのか（効果をどう測定するのか）の方法も記述します。

10 論文の後半（結果・考察等）の書き方

論文の前半は研究計画書の部分にあたります。後半は、結果から最後までの部分です。結果以降は、研究を実践した後に書きます。

1 看護の実際（結果）の書き方

看護の実際である結果は事実のデータを淡々と書くことに心がけます。感想、自分の解釈をつい書きたくなりますが、それは考察に書きます。結果と考察は混同しないよう分けて書きます。つまり、事実のデータと自分の解釈は区別するのです。

結果では事実のデータ、患者さんの主観的、客観的データのみで説明します。結果の文章を書く前に、表や図をまず作成します。表や図は事実のデータやケア結果を示したものです。その図表の結果と一致する説明文を書いていきます。

■結果の例文

<糖尿病の例>

Ⅲ．看護の実際（結果）

1．看護の実際と患者の状態の経過

具体策実行第1日は，からあげやトンカツなど食品交換表の表1穀物，表3肉，表5脂質を中心とする食品を選択することが多く，指示カロリー1800kcalに対して1000kcalも超え2800kcalとなった．2日目は，食品交換表，表6野菜や表3魚を選択することが増え，プラス500kcalの2300kcalであった．3日目はプラス200kcalの2000kcal，4日目から6日目までは1800kcalとなった（図参照）．

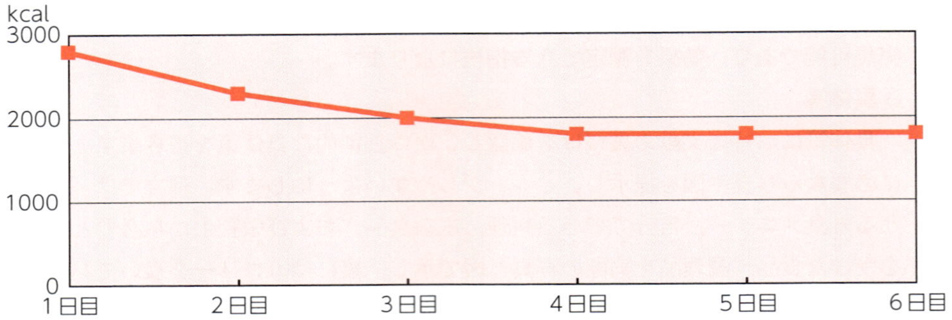

図　具体策実行後の選択食品カロリーの変化

2 考察の書き方

考察は結果をどう判断し、どう解釈するか、どうしてそのような結果になったのか原因を検討する、この結果から何が言えるか、今後の看護にどう生かすか、研究者としての考えを説明する部分です。看護過程に置き換えると、結果は事実の情報で、考察はアセスメント（情報の解釈、分析等）といえます。結果は事実のデータで普遍です。反面、考察は筆者の考えに左右されます。情報のとらえ方によって解釈は異なるからです。

書き方のポイントは長々と書くのではなく、見出しを付けることからはじめます。「この点について論述する」と焦点を明確にするのです。見出しはテーマと研究目的に関連性のあることを書きます。まずは、見出しを決めて、それについて考察を書きます。

結果に関係ないことを書いてはいけません。ときに、結果は少なくて、考察が非常に長く、よくみてみると、肝心の結果は考察に入っている論文があります。結果は結果に書いてください。そして考察はその結果についての自分の考えを展開します。

考察を書くときは、引用文献を活用します。自分と同じ考え方をもった研究者の意見を引用していくのです。結果では引用文献は使用しませんが、考察では引用すればするほどよいです。自分だけの考えではなく、このような偉い人も同じ考えをもっている、結果は妥当だと第三者に納得させるためにも引用を入れていきます。

■考察の例文

Ⅳ．考察

1．カロリーオーバーの原因

からあげやトンカツなどは油で揚げ，小麦粉やパン粉に油脂を含むことからカロリーは高くなるといわれている[1)]．事例の患者は，トラックの運転手をしており，外食・弁当で常にそれらを買っていたため，考えもなくこれらから選択する傾向にあったといえる．食品交換表の表５の脂質を抑えれば，かなりのカロリーを他の表に分配できる．それを要点にして，バイキング方式のカロリー計算を体験していくうちに，揚げ物から焼き魚に変更，また野菜を加えることでカロリーが下がっていったと考える．

3 結論（まとめ）の書き方

結論（まとめ）は研究目的の回答を簡潔に、かつ新しい見解を書きます。研究目的に対応しているかを確認し、まったく関係のないことを書いてはいけません。

結論の書き方は文章で流れるように書く場合と、1、2、3と番号を振って書く場合があります。

■結論・まとめの例文

＜×悪い例＞

事例は一生懸命取り組み，栄養士，看護師も多くの食品を用意した．バイキング方式は意味のあることだと思う．

＜○よい例＞

V．結論

1．バイキング方式により，毎食自分で選んだ食品のカロリーを算出できるようになり，揚げ物から焼き物に変更するなどカロリーの低い食品が選択されるようになった．

2．1に伴い，徐々に総カロリーの数値は減少し，4日目からは指定カロリー内に抑えることができた．

以上により，糖尿病教育入院患者に対するバイキング方式による食事指導の有効性が明らかになった．

悪い例は感想文になっています。よい例は、本研究の目的に対する明確な回答が事実の結果とともにあがっています。また、数字を振って明瞭・簡潔に書かれています。

4 おわりにの書き方

「おわりに」は書いても書かなくてもよい部分です。通常、本研究の限界性、課題については考察の後半に、項目を立てて書くことが多いです。「おわりに」を書くとしたら、ここには本研究の限界性、課題、そして謝辞を書きます。

謝辞は調査に協力していただいた方々、特別に指導していただいた方々の名を挙げ、感謝の意を書きます。（謝辞も最後に項目立てて書く場合もあります）しかし、「名前は公表しないでほしい、謝辞に書くほどではない」とおっしゃる方々もいるので、実名を書くときには了解を得てからにします。

■「おわりに」の例文

倫理的な面での限界性があったため，一事例に対する事例研究として，バイキング方式の効果検証には限界があった．今後は複数のケースを検討していくことが課題である．

本研究をまとめるにあたり，多大なご協力とご支援をいただいた患者様，職員の皆様，指導教員の内田陽子先生に深く感謝いたします．

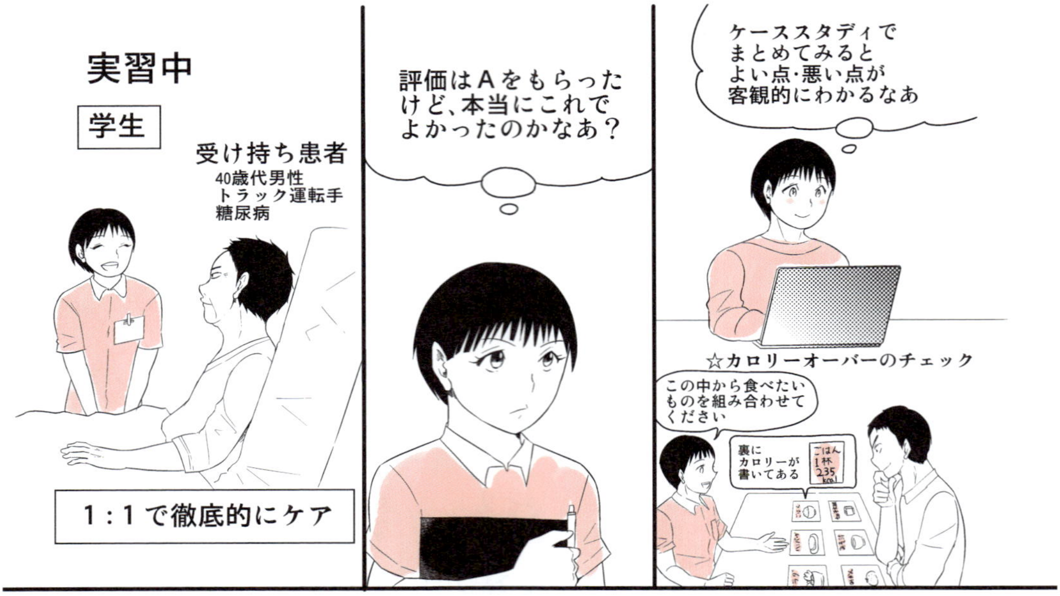

11 ケーススタディのまとめ方の復習

テーマ　認知症をもつ患者に対するブライトケアの効果

内田陽子：〇〇看護専門学校

＊**テーマはオリジナルキーワード（ブライトケア）が入っていて、簡潔で具体性がある。**

Ⅰ　はじめに

認知症ケアの研究をみてみると，環境整備，日常生活の援助などが中心に紹介されている．〇〇は，「認知症ケアにおいては規則正しい生活リズムが重要である」と述べている[1)]．その具体的な方法として，太陽の光を照射して本来のバイオリズムを調整するブライトケアの有効性が近年注目されている[2)]．私が受け持った患者は認知症をもち，寝たきりの生活を余儀なくされ，夜間はせん妄状態になる問題を抱えていた．そこで，生体リズムを付けるためブライトケアを実施することを考えた．その結果，せん妄症状の改善，意欲の向上がみられたのでここに報告する．

＊**全体の看護の動向からテーマにひきつけて必要性を説明する。文献検索をしてどこまで研究されているか、今回何を焦点にまとめたのか（目的）を説明する。**

Ⅱ　研究目的

認知症をもつ患者にブライトケアの援助を行えば，せん妄症状の改善，意欲が高まることを明らかにする．

＊**何を明らかにするのか明記する。**

1．研究方法

1）事例紹介

A氏，80歳代前半，女性．元来元気で病気知らずであったが，3年前から物忘れや見当識症状出現，1年前から徘徊がみられ，主介護者の夫は疲労困憊の状態であった．2014年12月にB病院を受診し，

「アルツハイマー病」と診断され，夫の身体も自宅安静治療が必要なため，その日，本人のみ入院の運びとなった．現在，安静度は自由であるが，食事や排泄，清潔すべて部分介助を必要としている．昼間は寝ており，夜間はせん妄症状，徘徊をするので，転落防止のために抑制が施行されている．趣味は詩吟．家族は長男夫婦が近所に住んでいる．

＊必要な情報を抽出してまとめている。

2．ケア方法

1)ケア上の問題点

昼間寝ておりバイオリズムが整っていないために，夜間せん妄症状，徘徊が出現している．

2)目標

昼間起きている時間，夜間寝ている時間が現在よりも増加する．

3)具体策

1．本人の体調に加え，晴れかどうか，風は強くないか，温度等天候を確認する．
2．本人に散歩に出かけることを説明し，同意を得て天候に合わせた服装に更衣する．
3．日のあたるB病院敷地内のガーデニングコースを1時間本人と会話しながら散歩する．

＊具体策は、誰がみてもわかるように具体的に書き、工夫した点を強調する。

4)評価方法

昼間起きている時間と夜間寝ている時間を測定する．測定時間の方法は……（略）……，意欲スケールで意欲を測定する．これらのスケールは，……（説明を加える）……

＊テーマに関連する看護上の問題点を選択し、目標、具体策、評価方法を記述する。

Ⅲ　結果(看護介入の実際と効果の測定結果)

ブライトケア実施前の睡眠時間は9時から16時までの7時間中で平均2.5時間であり，夜間21時から6時までの睡眠時間は9時間中平均3時間であった．……（略）……

＊看護介入前の状態を説明していく。

ブライトケアの実際は，9時に患者の状態を観察し，車椅子に移乗し，東南ガラス張りのテラスに行き，……を行った．

＊看護の介入の実際を説明する。

その結果，昼間の起床時間は5時間，6時間と日を追うごとに増加し，睡眠時間も増加した（表1参照）．意欲得点も○点，○点と増加していった(表2）……（略）……

＊事実のデータ、結果を表にして説明する。

Ⅳ　考察

1)ブライトケアがもたらした効果

○○は[3]，ブライトケアの有効性を「……」と述べている．本事例では……結果がみられたことから，ブライトケアが効果的であったといえる……（略）……

＊考察は「見出し」を付けて、引用文献を使い、本事例の結果の解釈、分析を述べる。

V　結論

認知症をもつ患者にブライトケアを行うと以下の効果がみられた.

1)昼間の起床時間が増加し，夜間の睡眠時間が増えた.

2)意欲が向上し，特に食事に意欲的な行動がみられた.

＊研究目的の答えを具体的に簡潔にまとめる。

おわりに

本研究では……が今後の課題である．お世話になった看護師さん，先生方に感謝します．

＊課題と謝辞を書く

引用文献

1) ………………

2) ………………

12 看護師がまとめる事例レポート

卒後３年、５年と、節目に看護師に事例レポートを提出させる病院があります。また、認定看護師や専門看護師の教育課程においても実習のまとめとして事例レポートの提出が求められます。私は、老年看護専門看護師の教育に携わっていますが、院生のレポートを以下に参考例として示します。

■資料：看護師がまとめる事例レポートの例

数々の問題を抱えている高齢患者の退院に向けてのアセスメントとケアプラン

群馬大学大学院保健学科前期博士課程老人看護CNSコース　宮澤真優美

指導教員　内田陽子

1．はじめに

近年の診療報酬改定では，在院日数の短縮化と在宅医療に重点が置かれている[1]．在宅への移行の希望があるケースにおいても，限られた入院期間中に家庭の状況や患者自身の身体状況から受け入れ態勢が整わず，直接，在宅へ退院することが困難な事例は多い．そのようなケースでは，患者の身体状況や医療・機能訓練の必要度，家庭の受け入れ環境が整うまでの期間，患者本人・家族の希望に応じて中間施設が選択される[2]．今回の事例は，家庭の状況により1か月半ほど受け入れが困難であり，老人保健施設を介して，在宅への移行が予定されたケースであった．本事例報告の目的は，数々の問題を解決して退院に向けてのアセスメントとケアプランを実践し，そのアウトカムを明らかにすることである．

2．ケア方法

1)事例紹介

A氏，90歳代前半女性，現病歴は多発性梗塞後の後遺症(摂食障害，左半身麻痺)と貧血症(ヘモグロビン値6～7g/dL台)であった．既往歴は，C型肝炎，脳梗塞，狭心症がある．80歳代後半には褥瘡治療のために入院したことがあり，出血源不明の貧血治療として，輸血が行われたが，本人と家族が積極的な治療は望まなかった．今回の入院は，意識レベルの低下，左半身麻痺などの脳梗塞の再発によるものである．また，アルブミン値も2.7g/mLと低値であり，左前腕の浮腫や腹水，胸水の貯留が認められた．

表1　看護問題リスト

看護問題	本人の訴え・状態
＃1　口腔乾燥による口渇・咽頭痛・出血	「口が痛い」「飲み込むと喉が痛い」「しみる」，口周囲の出血，痂皮，口臭
＃2　全身状態の悪化による皮膚の脆弱化・褥瘡リスク	「腕が痛い」「足の真ん中が痛い」「背中が痒い」皮膚の剥離，皮下出血
＃3　家族の介護への不安	「管が抜けるといいんだけど」「(経管栄養中) ずっとついてなきゃだめですか」
＃4　麻痺・活動性低下により安楽な体位が保てない	「右の足のばしてください」「起こしてください」
＃5　貧血，低栄養，心・肝機能低下などにより疲れやすい	車椅子へ移乗数分後，「寝かしてください」と言うが日中傾眠している
＃6　誤嚥による肺炎の危険性	嚥下反射の遅延，注意障害，嚥下途中でしゃべりだす
＃7　摂食障害による経鼻胃管への違和感・苦痛	「喉が痛い」 経鼻胃管自己抜去あり，経鼻胃管抜去予防のための抑制
＃8　認知機能低下による自分の置かれている状況への混乱	「ここはどこですか？」「朝ご飯は食べましたか？」
＃9　腹水・胸水貯留による呼吸苦の可能性	喘鳴，努力様呼吸あり

キーパーソン・主介護者は同居の長女で，その夫婦，孫夫婦，曾孫2人の7人家族であった．入院前からベッド上での生活であったが，食事摂取は自立しており，入浴はデイサービスを利用していた．

2) アセスメントの概要(表1)

(1)本人・家族の希望と家族の患者状態への理解

A氏は「家に帰りたい」と訴え，長女は「受験する曾孫がいるので，すぐには家に連れて帰れないが，来春は家でみたい」と話した．そのため，K老人保健施設でリハビリを継続し，受け入れ態勢の整う1か月半後に在宅へ戻る方針が決定された．しかし，A氏は，心肥大・胸水貯留による浅呼吸や喘鳴など，全身の臓器の機能が低下した状態であり，エンド・オブ・ライフのステージであると医師は判断した．一方で，家族はこれまでの介護経験から，長期に生存できると認識していた．そのため，改めてインフォームドコンセントの場を設け，医療職と家族間での意思統一を図り，看取りを含め，A氏が望む，自宅でのエンド・オブ・ライフを実現できるよう退院調整を行う必要があると考えた．

(2)栄養に関するアセスメント

A氏は，全身機能の低下から，表1に示したように苦痛の訴えが多く聞かれ，多様な看護問題が見い出された．栄養摂取に関しては，口腔期の食塊形成と咽頭への送り込み困難，咽頭期の嚥下反射の遅延，嚥下途中に話始めてしまうなどの注意障害から誤嚥のリスクが高いと評価された[3)]．そのため，経口摂取は中止され，経鼻胃管による経管栄養が選択されていた．

さらに，胸水・腹水貯留に対して，摂取水分量の制限(800mL/日)や利尿薬の投薬(尿量700～800mL/日)が行われており，体内の水分バランスは脱水傾向でコントロールされていた．その他，呼吸の方法も努力様の口呼吸であり，口唇・口腔内には乾燥がみられ，口臭や痂皮，左口角・硬口蓋の出血，咽頭痛の訴えが観察された．また，「水が飲みたい」「のどが渇きました」との口渇の訴えが非常に頻回に聞かれた．しかし，水分の経口摂取は誤嚥予防の観点から言語聴覚士（以後，ST）介入時に2mLずつ数回のみであった．

A氏の摂食・構音訓練を担当していたSTは，水飲みテストやフードテストの結果などから誤嚥のリスクが高く，経口からの水分摂取は勧められないと判断していた．しかし，年齢や全身状態を考慮すると，A氏は人生の中で死を意識するエンド・オブ・ライフ・ステージ[4]に該当しており，A氏のケアの方向性を決定していく中で，生命維持のためのリスク管理にばかりとらわれるのではなく，リスクを最小限にしながらA氏とその家族の希望を実現し，QOLを高めるケアの提供を目指していきたいと考えた．

(3)皮膚の状態とスキンケアに関するアセスメント

A氏の皮膚には，左前腕に皮膚剥離，右手指・手背に細かな亀裂や痂皮，両上肢前腕に皮下出血痕がみられた．全身の皮膚が乾燥し，落屑があり，頸部や両上肢，腹部・殿部に痒みの訴えがあった．

治療による脱水傾向，加齢による皮脂分泌の低下から皮膚は乾燥し，加えて浮腫による皮膚の非薄化，血小板低値（11万/μL）による易出血からA氏の皮膚は非常に脆弱で損傷しやすい状態であった[5]．また，左上肢前腕の皮膚剥離部位は，皮膚を戻し，ステリストリップで皮膚を固定し，ゲンタシンを塗付したガーゼを当てていた．ガーゼには滲出液の付着がみられたが，既に創は乾燥しており，感染予防のためのガーゼは除去することが望ましいと考えた．

皮膚・排泄ケア認定看護師にコンサルトしたところ，皮膚剥離への理想的な処置方法としては，皮膚に密着しないガーゼを貼る，もしくは，菌の繁殖を防ぐ，銀イオン配合のシリコンゲルフィルム材の使用が推奨されるとのことであった．しかし，このようなフィルム材は，高価であり，S病棟での使用は難しく，実施可能な代替方法を考える必要があった．

(4)在宅介護に関するアセスメント

長女からは，「この管がなければいいんだけど」「水を飲ませるとむせて危険だと聞いて，なんだか難しそう」とカテーテル類や誤嚥に対する不安を表出していた．そのため，今後の在宅への移行を見据え，カテーテル管理や口腔ケア，飲水介助への不安に対して具体的な方法を示し，実践してもらうことで，自信を感じてもらう必要があると考えた．自宅での栄養管理に関しては，医師から家族へ胃瘻造設の説明があったが，家族は希望しないとの判断に至った．

また，膀胱留置カテーテルに関しては抜去し，膀胱内の尿量を専用の機器（ゆりりん®）で測定・評価しながら間欠的導尿を行っていた．しかし，1週間弱自尿はなく，尿道口のみえにくさ，関節拘縮から導尿時のカテーテルの挿入は困難であり，苦痛の訴えがあったことから留置カテーテルが再挿入となった．

(5)その他

その他，麻痺・活動性低下により安楽な体位が保てない，貧血・低栄養，心機能や肝機能低下などによる易疲労，誤嚥による肺炎のリスク，摂食障害による経鼻胃管への違和感・苦痛，認知機能低下による自分の置かれている状況への混乱，腹水・胸水貯留による呼吸苦の可能性など多くの問題が考えられた．

経鼻胃管の自己抜去がたびたびみられ，苦痛や違和感を感じていることも考えられた．

3)ケアプラン

長期目標は，A氏と家族の希望から老人保健施設経由で「長女宅に戻り，エンド・オブ・ライフを過ごすことができる」と設定した．

また，今回は看護問題の優先順位の上位3つを中心にケアプランを作成した．

＃1～3に対するケアプランは以下の通りである（表2～4）．

3．結果（ケアの実施と評価）

ケアプランにそって，その実施状況と短期目標に対する達成度を評価した．

1）＃1に対する実施と目標達成度によるアウトカム評価

短期目標の評価は，1）口唇や口腔内の出血はなくなったため達成，2）唾を飲み込むときに痛みの訴えは聞かれなくなったため達成，3）飲水に対して「おいしい」という言葉はあったので達成とし，4）飴に対しても「おいしい」という言葉とともに唾液分泌がみられたため達成と評価した．

表2　＃1 口渇、咽頭痛、出血のケアプラン

●短期目標

1）唇や腔内の出血がなくなる
2）唾を飲み込むときに痛みを訴えない
3）飲水に対する満足を伝える
4）飴をおいしいと話す

●ケアプラン

①保湿と口腔ケア
• 覚醒していることを確認する.
• スポンジブラシを氷水に浸し，よく絞ってから口唇や口腔をパッティングして湿潤させる.
• 口腔・舌・唾液腺・頸部のマッサージをする.
• 口唇や舌，口腔粘膜が浸潤した上から保湿剤を塗布する.
• 口渇の訴えが聞かれた際などに随時，氷水に浸したスポンジブラシでパッティングを行い，こまめに保湿を行う.

②飲水
• 覚醒していることを確認する.
• ベッドアップ 30 ～ 45 度もしくは車イス移乗で頸部を前屈させ，とろみ付きの氷水（水 30cc にとろみ剤「つるりんこ®」1g）を 2mL ずつ舌にのせる.
• 嗄声や喘鳴の有無を観察し，咽頭に残った水分を誤嚥しないよう，咳払いや再度嚥下を促す.

③飴をなめる
• 覚醒していることを確認する.
• 希望の棒付き飴を確認し，残歯のない左側から棒付きの飴を入れて舌の上にのせる.
• 唾液が多く出すぎるようであれば，1 回のなめる時間を短くしてスポンジブラシで唾液を吸収する.
• なめた飴のフレーバーと味覚を確認する.

表3　＃2 皮膚損傷、褥瘡リスクのケアプラン

●短期目標

1) 右手背の乾燥や傷が改善する
2) 右前腕の皮下出血が縮小する
3) 左前腕の皮膚剥離部位が改善する
4) 新たな褥瘡や皮膚障害が発生しない

●ケアプラン

①右手背・手指の乾燥や細かい傷：毎日
・バリア機能を高めるため，洗浄もしくは，温水で手浴の直後にワセリンを薄く塗擦する．次に綿の手袋で保湿・保護する.

②右前腕皮下出血：清拭・入浴時
・ガーゼで皮下出血部位を一周保護し，皮膚に当たらないようテープでとめて保護する.
※ワセリンは塗擦しない

③左前腕の皮膚剥離：毎日，滲出液の有無など創部の確認，フィルム剤で保護（浸出液なければ 1 週間経過観察）

④殿部・陰部：下痢・軟便時は肛門周囲と殿部にセキューラを厚めに塗付

2）＃2に対する実施と目標達成度によるアウトカム評価

短期目標の評価は，1）皮膚の乾燥は改善されたが介入期間が短かったため痂皮の改善の評価はできず未達成，2）介入期間が短く皮下出血部位の縮小は認められなかったため未達成，3）左前腕の皮膚剥離部位は再上皮化が進み，炎症期から増殖期へと創傷治癒は進んでいるため達成，4）新たな褥瘡や皮膚障害の発生はなく達成と評価した.

特に，手浴による清潔と保湿剤の塗布で皮膚の状態に改善がみられた．排便コントロールもよく，スキンケアもこまめに行ったので新たな皮膚トラブルも発生しなかった．しかし，完全な皮膚の乾燥等の改善は図れなかった.

表4　＃3 家族の介護への不安に対するケアプラン

●短期目標

1) 経管栄養の手順を説明できる
2) 膀胱留置カテーテルの必要性を理解することができる
3) 口腔ケアを実施することができる
4) 口唇，口腔の保湿を実施できる

●ケアプラン

・経鼻胃管や膀胱留置カテーテルの必要性の理解と受け入れを確認し，不安な点を聴き，理解の不足している点や不安に感じている点に関して説明を行う．
・経鼻胃管の手順について，看護師の実施している様子をみながら確認してもらう．
・膀胱留置カテーテルの留置に至った過程と抜去した際の管理の方法を説明する．
・口腔ケアや口唇・口腔内の保湿方法をみてもらい，看護師が手順や方法について伝えながら実践してもらう．
・飲水の方法について看護師が説明を行いながら実施するところをみてもらい，その後実際に家族にも行ってもらう．

3）＃3に対する実施と目標達成度によるアウトカム評価

短期目標の評価は，1）経管栄養の手順を確認することまでできたため達成，2）急な退院となり，今後の留置カテーテルの必要性について説明をする時間が持てなかったため未達成，3）口腔ケアは実施することができたため達成，4）口唇・口腔の保湿を実施できたため達成と評価した．

家族に計画的に各ケアの模範を示しながら実践していただき，それをその都度確認できたことが有効であった．しかし，急遽，施設の受け入れが整い，退院となったため，今後の留置カテーテルについての説明は不十分な状況にあった．

4．考察

1)ケアの方向性の検討と決定

経口摂取に対して誤嚥のリスクと患者の希望のどちらを優先させるのかという葛藤があった．リハビリ職とのみでなく看護スタッフ間でも，飲水の進め方に対する見解は異なっていた．しかし，医師を交えたカンファレンスの結果，A氏はエンド・オブ・ライフであることを確認し，誤嚥のリスクを最小限にする方法を考え，本人が満足できるよう経口からの水分摂取のためのケアに挑戦することとなった．

今回の事例を「臨床倫理の４分割」の図式化した事例[11]をもとに考えた．「医学的適応」として経口摂取をしないことでの回復の見込みは低く，「QOL」としては喉を潤して穏やかに過ごしたいという希望があり，飴が好きだったという入院前の「患者の選好」「周囲の状況」として水分摂取や飴をなめてもらう体制は整っているという状況であった．

今後，高齢者ケアでは倫理的葛藤を感じる場面も多くなると考えられる．そのような場面では，多くの関係者で倫理原則に則り，意見を交換し合いながら患者にとってよりよいケアの構築を目指すことが重要である[12]．

2)水分・飴の経口摂取へ向けた取り組み

口腔ケアや飲水に関しては，A氏の覚醒状況の判断がリスク管理の重要なポイントであった．目の動きや会話の状況から覚醒していることを確認し，体位や食形態を整えることで，介入期間中はむせることなく口腔ケアの実施や飲水，飴をなめてもらうことができた．家族も，A氏への飲水や飴をなめてもらうケアを実施し，介護への自信やA氏の反応から喜びを感じているようであった．また，口腔を清潔に維持する方法としては，こまめに保湿をすることであった．

3)皮膚を守るケアの必要性

必要な物品がなかったため，限られた物品で代替した．結果として，創傷の治癒は進んでいたが，やはり第1には皮膚損傷の予防が非常に重要であると考えられる．高齢者は，皮膚の乾燥や菲薄化が進み，剥離などのトラブルが起きやすい．そのため，日頃から保湿による皮膚の機能向上と体位変換や皮膚洗浄時の外力について注意を払いながらケアを提供する必要がある．

4)在宅移行へ向けた介護者への支援

在宅ケアは，同居の介護者が大勢いても，それぞれが役割を抱えているために，ある特定の人にケアの負担がかかる．介護の経験があっても，さらに重度になった場合，新たな処置が求められ，その不安は大きい．本ケースにおいても，長女は，母親はエンド・オブ・ライフ・ステージであること，体に入れられた管の管理をどうしていけばよいのか，医療職ですら誤嚥する危険性があるからと慎重に実施している飲水を自分ができるのか，など多くの不安を抱え，悩んでいた．すぐにすべての手技を習得することは期待せずに，まずはなぜその処置が必要なのかを納得して受け入れられるよう説明を行い，医療用語ではなくわかりやすいことばで説明し，実践を繰り返してもらったことが双方の自信につながった．早期から退院計画を立案し実施していく取り組み[9]，そして，それを短期で成果をもたらす専門看護師（CNS）の役割は大きいと考えた．

おわりに

A氏はその後K施設にスムーズに入所され，そこでは経口摂取が可能であり，笑顔がみられた．その後数か月で亡くなられたが，早期に入院中の数々の問題を改善し，本人の意志を尊重し，その人らしくいられる場につなぐことはCNSの重要な役割である．

謝辞：本事例をまとめるにあたりお世話になりました患者様およびご家族の皆様，J病院の職員の皆様に深く感謝いたします．

引用文献

1）社会保障審議会医療保険部会．社会保障審議会医療部会．平成26年度診療報酬改定の基本方針．pp.1-7．2013．
2）山本浩史．高齢者福祉における医療制度と介護保険制度．川崎医療福祉学会誌（増刊号）pp.13-28．2010．
3）若林秀隆，藤本篤士．サルコペニアの摂食・嚥下障害－リハビリテーション栄養の可能性と実践－．医師薬出版，東京，pp.100-118．2012．
4）百瀬由美子．病院および高齢者施設における高齢者終末期ケア．日本老年医学会雑誌．48：227-234：2011．
5）真田弘美，宮地良樹．NEW褥瘡のすべてがわかる．永井書店，東京，pp.153-159．2012．
6）渡邊裕．口腔ケアの疑問解決Q&A．学研メディカル秀潤社，東京，pp.66-71．2011．
7）三鬼達人．摂食スタートの悩みを解決．Expert Nurse．26：48；2010．
8）泉キヨ子，天津栄子．根拠がわかる老年看護技術．メジカルフレンド社，東京，p.169，2012．
9）山内豊明．病態生理学．メディカ出版，大坂，pp.37-38，2012．
10）山田律子．認知症の人の食事対策BOOK．中央法規出版，東京，pp.66-74．2014．
11）Albert R.Jonsen, Mark Siegler, William J.Winslade 著，赤林　朗，蔵田伸雄，児玉　聡訳．臨床倫理学－臨床医学における倫理的決定のための実践的なアプローチ－．第5版．新興医学出版社，東京，p.13．2006．
12）石垣靖子，清水哲郎．臨床倫理ベーシックレッスン－身近な事例から倫理的問題を学ぶ－．日本看護協会出版会，東京，pp.40-51．2012．
13）宇都宮宏子，三輪京子．退院支援・退院調整．日本看護協会出版会，東京，pp.15-29．2011．

＊この事例研究は．2014年群馬大学大学院保健学研究科前期課程老人看護CNSコース宮澤真優美さんの老年高度実践看護学実習Ⅰのケースレポートを内田陽子が改変したものである。ケースのまとめについては事例家族や実習先の管理者の承諾済み。

V 実験研究のまとめ方

1 実験研究とは

実験研究とは、仮説を立て、実験場に器具類を設置して、実験を行い、その検証をする研究です。実験研究で大切なことは追試できる（同じ手順で実験すれば同じデータが得られる）ことです。したがって、実験方法は丁寧に、具体的に、詳しく、再現できるよう正確に記述します。

2 仮　説

1 仮説とその変数の書き方

仮説とは、まだ立証していないが、実験する前に結果を予測することで、独立変数と従属変数で構成されています。

仮説：「こうすれば、こうなるだろう」という結果の予測を説明するのです。
　　　　独立変数　　従属変数

「こうすれば、こうなるだろう」の「こうすれば」は「独立変数」、「こうなるだろう」は従属変数になります。

独立変数は別名、説明変数、従属変数は目的変数ともいいます。独立変数と従属変数の関係をみると、独立変数は原因、従属変数は結果という因果関係にあります。仮説は変数を組み立て因果関係の法則を予測することになります。

「こうすれば」というのは、研究者の働きかけになります。それが独立変数です。「こうなるだろう」というのは、働きかけの結果になります。それが従属変数です。独立変数は研究者等が操作できる変数で、従属変数は操作した結果になります。

■例題

仮説：速くベッド移送すれば，被移送者の心拍数は増加するだろう．
　　＜独立変数＞　　　　　＜従属変数＞

仮説：患者のおむつをとる援助をすれば，患者は歩行できるだろう．
　　＜独立変数＞　　　　　＜従属変数＞

仮説：うがい薬よりも緑茶の口腔ケアのほうが，患者の口腔爽快感は高いだろう．
　　＜独立変数＞　　　　　＜従属変数＞

仮説は研究目的と一致します。仮説に「～を明らかにする」の文章を付加すれば研究目的になります。したがって、仮説を明記した場合、研究目的は省略する場合があります。

2 仮説を導いた根拠

仮説は思いつき、ひらめきだけで立てるものではありません。文献検索をし、そのテーマに対してどこまで研究されているのか、またその仮説を立てた根拠などを明確にし、しっかり練り上げ検討して立てます。仮説を導いた根拠は、生理学や生化学などの文献できちんとした理由づけを確認し、仮説が妥当だという説明をします。

■例

仮説

ベッド移送を速くすれば，被移送者の心拍数・呼吸，気持ちの変化は大きくなる．

仮説を導いた根拠

静止している物体に力が加わると速度が生じ物体は動く．それをベッド移送について述べると，人を乗せたベッドを看護師が押すことによってベッドが移動する．被移送者自身は運動しないものの，ベッドに速度が加わることで，被移送者の生体は振動・音・風などのさまざまな物理的刺激を受ける．この生体刺激は自律神経の中枢である視床下部に伝わり，大脳辺縁系を介して情動の変化を起こす．また自律神経系と内分泌系をも刺激し，その結果心臓・肺など各臓器の機能に影響を及ぼし，血圧，心拍数の上昇，呼吸速迫，発汗，瞳孔散大などの生体変化が現れる．

このように、仮説を立てるときには、仮説を導いた根拠も合わせて文章に書きます。文章は文献にもとづくエビデンス（根拠）をもとに書きます。

3 実験方法

1 実験方法に記載する事項

実験方法は第三者がみて追試できる（同じ手順で実験すれば同じデータが得られる）ことが求められます。したがって、実験方法には期間、場所、被験者の条件、実験手順等を正確に詳細に記述します。

■実験方法で記述すること

①**実験期間**：実験はいつからいつまで行ったのか期間と日数を書く。
②**実験場所**：病棟や患者の自宅で行ったのか、大学の実験室、体育館、特別な場所で行ったのか。
③**被験者（実験対象）**：健常者か患者か、動物なのか、ある場所や素材に対してか。
④**設定条件**：温度・湿度の条件、対象者への声かけ、体位、対象者の年齢や体重など。
⑤**使用物品**：心電図モニター、サーモグラフィー、体温計、体圧計など。
⑥**実験操作者**：誰が実験を担ったか。
⑦**実験手順**：どのような方法で、どのような手順で行ったのか、第三者にもわかるように。

2 条件を統一する

比較実験であれば、比べること以外の条件を統一することが必要です。例えば、うがい薬と緑茶の口腔ケアの実験研究では、洗浄液がうがい薬か、緑茶であること以外、すべての条件（口腔ケアの方法、実験対象者の条件、測定器具、使用物品などすべて）を統一しなければいけません。

実験室の温度や湿度などの条件は結果に影響を与えるので、十分に配慮し統一します。夏や冬などの季節にも配慮します。これらの条件が結果に影響を与える可能性は高いからです。術前に患者の足部を保温することにより、手術中の体温低下を防ぐ実験などは、実験室（手術室）や病室の温度は非常に影響を与えます。したがって、環境条件を統一しておくこと、コントロールしておくことが求められます。

3 実験器具、測定器具は精度の高いものを使用する

測定器具は精度の高いものを使用します。サーモグラフィー、体圧計、ミニポリグラフなど、近年、実験器具はさまざまなものが登場しています。心拍数の測定は人による測定よりも心電図モニターのほうが精度は高いです。騒音調査では人による主観的なものだけでは不十分なので、騒音計を使用します。

また、実験手順はいつも同じで正確さが求められますので、手順をフローチャート化し、練習し、テストを何度もして、本番に備えます。その器具や測定方法に精通している専門家の協力を得ることも重要です。例えば、細菌培養する場合は、検査技師などの専門家に協力を求めましょう。そして細菌培養は検査技師が行ったことを記述します。そのほうが信頼性は高まります。専門家の力を借りることも研究精度を高める条件です。

4 手順、物品、こまかく記述する

追試が可能なように実験方法の手順、物品は細かく記述します。例えば、「被移送者の生体の変化の研究」における移送手順は、「①ベッドの頭側に立ち、『○○さん、では行きますね』と声をかける。②ベッドを押しストップウォッチをみながら移送する」など、声掛けの内容から動作まで詳細に手順化します。

物品は、例えば、「1）ベッド：パラマウントベッド、高さ 60cm、長さ 200cm、幅 100cm、重量 102kg、車輪の大きさ直径 100mm ×厚さ 32mm、2）マットレスおよび付属品……（略）……、3）心電計：ライフスコープ 60CE-6301、4）ミニポリグラフ……」と細かく機種を説明していきます。また、その物品や測定器具を使うことの妥当性・信頼性を事前に確認します。これらを使った論文があるかどうかを検索し、その論文では、その物品、測定器具を使った結果がどうなっているのか、測りたいものがきちんと数値化できているのか確かめましょう。

また、用具を開発して実験する場合は、その用具の設計図を書いてください。設計図は大変大切なものです。大きさ、規格、材料などを明記した図面を書きます。この図面は特許をとるときにも非常に重要となります。

5 実験対象への安全性確保と倫理的配慮

実験対象に対する実験の実施はできたらすぐに患者さんでなく、まずは健康人を対象にすることをお勧めします。実験によって患者さんに不利益がかかることを回避し、被害が及ばないよう安全性の確認をするためです。もちろん、健康人にする場合も不利益が生じないように配慮しなければなりません。そして実験にかぎらず研究には常に倫理的配慮が求められます。研究の目的・内容、プライバシー確保の方法などを具体的に書いたものを示し、説明し、書面による同意をとります。また、倫理委員会で承認を受けます。

6 患者さんを対象とする前に健康人に

例えば、「手術を受ける患者の転落予防の安全ベルトを開発して、皮膚トラブル回避のための対象の体圧を測定する実験」では、患者さんをいきなり実験対象にすると、もしかしたら不利益を被るかもしれないし、かつ同意を得るのも難しいです。したがって、この研究では、健常者を研究対象にします。また新生児に対して紙おむつのかわりに小さな尿取りパッドを使用する実験の相談では、まず人体実験の前に実験室での基礎実験（対象者を設定せず、紙おむつとパッドを並べて漏れや吸収の比較実験をする）を行い、その上で健常者を被験者とすることをお勧めしました。

私が行ったベッド移送中の生体反応の実験研究でも実際に患者さんを移送せず、24 ～ 35 歳の健康な女性 40 人を実験対象としました。もちろん実験により、対象に危害が及ばないよう、安全性の確保に最大限配慮を行いました。なお、その 40 人で肥満度を算出し、肥満の人は対象者から除きました。実験対象はやはり、同じような条件をもつ対象にそろえます。極端に肥満である人、やせている人など、対象者の条件で全体の結果が左右されそうな者は除きました。

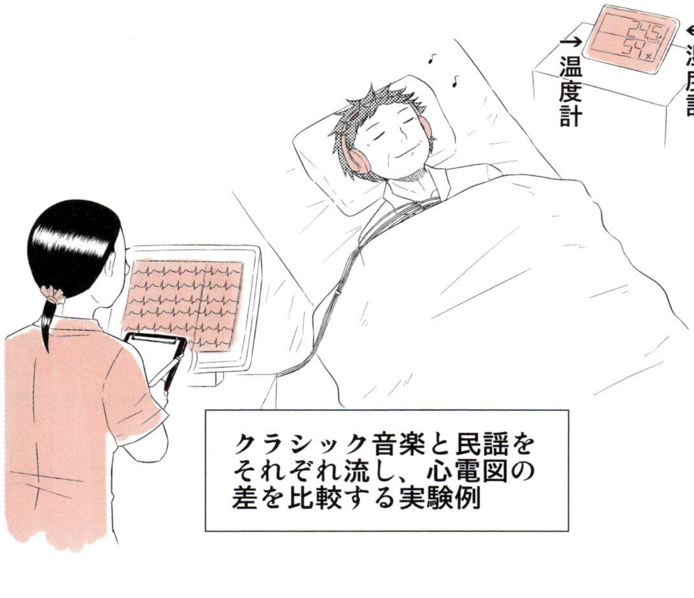

クラシック音楽と民謡をそれぞれ流し、心電図の差を比較する実験例

Ⅵ 開発研究のまとめ方

1 開発研究の重要性

「アンケートを配布して、こうでした」というだけの実態調査は誰もしていないのであれば価値がありますが、すでにその実態が周知されているのであれば、もっと踏み込んだ研究が必要です。臨床現場にはさまざまな問題がまだまだあります。ですから、その問題点を解決するための新しいケアの開発にエネルギーを注ぐべきです。そして、開発研究をするためには問題点の分析が必要です。開発研究の予備調査として、問題点の実態調査をすることは有益です。医師は常に、新しい治療法を開発し、多くの人命を救っています。看護も負けてはいられません。効果的なケア開発に挑戦しましょう。

2 開発するものとその必要性（緒言）と研究目的の書き方

私の過去の研究を例題にして説明します。

■緒言（開発の必要性）の例文

テーマ：在宅における動作レベル別機能訓練標準化プログラムの開発

Ⅰ．緒言

近年，在宅ケアにおけるリハビリニーズは高くなっている．病院を退院しても，障害をもち継続してリハビリを必要とする利用者は多い．在宅ケアの利用者は寝たきりで，脳血管疾患や骨折の既往をもつ者も多く[1)]，ADLに問題を抱えている．特に訪問看護の利用者は自立度が低く，認知症をもつ者が多い[2)]．したがって在宅における機能訓練の意義は大きい[3)]．機能訓練は，筋力低下，関節拘縮を予防するだけでなく，脳にも刺激を与え，精神認知能力の活性化をもたらす[4)]．

文献

1）厚生統計協会編．国民衛生の動向．47: 98; 2000.

2）日本看護協会，日本訪問看護振興財団編．全国における訪問看護・家庭サービス定点モニター 1999 第5回．日本看護協会出版会，東京，pp.122-137，2000.

3）福祉士養成講座委員会編．障害形態別介護技術．第2版．中央法規，東京，p.34，1999.

4）大淵律子，鎌田ケイ子，杉山よし子，他．最新看護学全書5老人看護．メヂカルフレンド社，東京，pp.13-14，76，1987.

山崎京子，内田陽子．在宅における動作レベル別機能訓練標準化プログラム開発．日本在宅ケア学会誌，5 : 59; 2001の一部改変

＊ここでは開発するもの（在宅におけるリハビリ）のニーズは高いことを主張している。

（続き）しかし，在宅で機能訓練を進めていくには課題がある．病院と比べ機能訓練は本人および家族に委ねられることが多く，訓練の場である自宅が改修されているところも少ない．介護保険制度限度枠額の４割ほどしか使用されていない実態[5]からも，十分に在宅ケアサービスが利用しきれていない状況も推測される．また訪問看護ステーションでは機能訓練の実施率が高い[2]ものの，ステーションの多くは理学療法士が常勤で配置されていない[6]．このような状況の中，訪問看護職でも質の高いかつ効率的なリハビリを提供することが求められる．しかし，訪問看護職はリハビリに関する専門職ではなく，看護師によってサービスの質が異なる可能性がある．また利用者のリハビリに関する情報収集や目標の方向性を誤ると，アウトカムが向上しない．

文献

5）医学書院編．介護保険関連動向　介護保険開始後３か月後のサービス利用状況を厚生省が発表．訪問看護と介護，6: 78; 2001.

6）全国訪問看護事業協会編．訪問看護ステーションの経営に関する調査研究報告書．社団法人全国訪問看護事業協会，東京，p.11，2000.

山崎京子，内田陽子．在宅における動作レベル別機能訓練標準化プログラム開発．日本在宅ケア学会誌，5：59-60; 2001 の一部改変

＊**在宅での機能訓練の問題点、看護の問題提起と開発するもの（標準化プログラム）の必要性の説明をしている。**

（続き）在宅におけるリハビリに関する文献をみると，各機能訓練の内容紹介や病院や地域の保健事業での機能訓練の効果を提示した研究は多いが，動作テストから評価まで在宅機能訓練を標準化し，開発したものはみられない．

山崎京子，内田陽子．在宅における動作レベル別機能訓練標準化プログラム開発．日本在宅ケア学会誌，5：60; 2001 の一部改変

＊**開発するもの（在宅ケアにおける機能訓練の標準化プログラム）の研究は誰もしていないことを文献検索したうえで述べている。**

（続き）本研究の目的は，在宅で訪問看護職が提供する機能訓練を，動作テストから評価までの標準化プログラムを開発し，その利用の可能性と評価を明らかにすることである．

山崎京子，内田陽子．在宅における動作レベル別機能訓練標準化プログラム開発．日本在宅ケア学会誌，5：59-60; 2001 の一部改変

＊**最後に研究目的を説明している。**

3 研究方法をどう書くか

開発研究の場合、①対象、②開発方法、③介入方法、④評価方法の４本柱で書くことをお勧めします。

対象者は誰か、どうやってその新しいケア、新しいパンフレット、新しいクリニカル

パス、新しいケアプログラム、新しいビデオオリエンテーション教材などを開発したのか、その方法を具体的に書いていきます。また、過去の看護記録から構成要素を抽出した、調査をして項目を絞り込んだ、専門家や看護の現場スタッフと話し合って作成した、文献を活用したなど、詳しく書いていきます。そして開発したものについて説明していきます。どのようなところがオリジナルなところなのか、どこを工夫したのか、特徴を明確に書いていきます。さらに、開発したものを対象者にどう使ったのか、介入したのかも説明します。

評価方法は、どうやってその開発したものの効果を測定したのか、具体的に説明します。効果はできるだけ客観的な数字で示したほうがよいので、その数字の分析方法もあわせて説明します。以下の例文の続きをご覧ください。

■例文の続き

Ⅱ．研究方法

1．対象

対象機関は秋田県北部，農村地帯で高齢化の進んだA地区（高齢比率28.1％）のB訪問看護ステーションとした．職員は常勤看護職３名，非常勤看護職９名，非常勤事務員１名，非常勤の理学療法士，作業療法士各１名である．１か月間の平均利用者数は50～60人であり，利用者１人あたりの月別訪問回数平均値は約７回である．利用者の約半数は自立度ランクCで，ケア内容は機能訓練が多い．全利用者を日本訪問看護振興財団方式のアセスメント・ケアプラン記録用紙でコンピュータ管理している．プログラム介入の対象者は，この機関の利用者の中で機能訓練を受け，調査に協力の得られた23人とした．

山崎京子，内田陽子．在宅における動作レベル別機能訓練標準化プログラム開発．日本在宅ケア学会誌，5：59-60; 2001 の一部改変

＊開発したものを誰に使うのか、その対象者の所属ケア機関について説明しています。

2．動作別機能訓練の標準化プログラムの試案開発の方法（図参照）

(1) 開発の方法： 標準化プログラムの横軸には「動作テスト」「動作ができない原因」「目標」「機能訓練」「評価・アウトカム」「生活の質評価」を設定した．縦軸は大田[7]の動作レベル別である「Ⅰ．寝返り」「Ⅱ．飲み込み」「Ⅲ．起き上がり・座位」「Ⅳ．膝立ち」「Ⅴ．床からの立ち上がり」「Ⅵ．歩く」を設定した．事例数例に適用しながら修正した結果，「動作テスト」には大田[7]の６つの動作に加え，利用者は嚥下障害合併の人も多いため「食物の飲み込み」に関する項目も加えた．「動作ができない原因」には筋骨格系的な面，精神面，家族等の要素から内容を設定した．「目標」には動作テストに連動する目標を設定できるようにした．「機能訓練」には看護職が利用者に実施していた機能訓練を記録から抽出，さらに大田[7]の動作訓練も引用した．「評価・アウトカム」の欄は，在宅でのアウトカム評価は２か月[8-10]とされているため，２か月後に利用者の機能面を点数化できるようにした．さらに，利用者は高齢で寝たきり者が多く，機能面だけの評価は妥当でないと考え，QOL（quality of life）の

評価を設定した．この標準化プログラムに手引き書を添えて使用方法をマニュアル化した．またコンピュータ管理に備えてコード化した．なお標準化プログラムは数回の理学療法士の点検，助言を受けた．

文献
7）大田仁史．脳卒中，在宅療養の動作訓練－動作のアセスメントと訓練プラン．アビリティーズ総合研究所，東京，pp.20-21, 30-38，1998.
8）Shaughnessy, PW, Crisler, KS. Outcome-based quality improvement: A manual for home care agencies on how to use outcomes. National Association for Home Care, pp.1-5, 1995.
9）島内節，岩崎栄，遠藤久夫，他．介護保険を展望した在宅ケアサービスの質改善プログラムと評価方法の開発報告書．平成 11 年度特別保健福祉事業費助成金事業．健康保険組合連合会，東京，pp.136-156, 2000.
10）島内節，岩崎栄，遠藤久夫，他．ケアの効果からみた在宅ケア機関の評価方法とケアの質改善への行動計画報告書．平成 12 年度厚生省老人保健推進費等助成金事業．日本訪問看護振興財団，東京，pp.65-94, 2001.

山崎京子，内田陽子．在宅における動作レベル別機能訓練標準化プログラム開発．日本在宅ケア学会誌，5：60; 2001 の一部改変

＊**開発したものに対する詳しい説明をします。これが実は大切です。**

3．プログラムの介入方法

（1）介入方法：2000年９月時点で機能訓練のニーズを持っている23人とした．訪問看護職が標準化プログラムマニュアルを持参し，それに沿って機能訓練を実施した．実施した場合，プログラムのチェック欄に記入していった．２か月後の状態を評価欄に記入した．

（2）介入期間：2000年9月から2000年11月末日

4．評価方法

介入対象23人に対しては，プログラムの「評価・アウトカム」の欄について訪問看護職が目標達成できたかどうか評価した．達成度（M）は達成３点，少し達成２点，維持１点，悪化０点とした．評価結果は，理学療法士の確認を受けた．

また，介入対象者だけでなく，プログラム開発前の1999年９月と11月，開発後の2000年９月と11月の利用者全員の移動の改善・安定・悪化率を算出し，アウトカム評価を行った．

山崎京子，内田陽子．在宅における動作レベル別機能訓練標準化プログラム開発．日本在宅ケア学会誌，5：60; 2001 を改変

＊**プログラムに介入してそのプログラムの効果、成果（アウトカム）をどう評価するのかを説明します。**

4 結果の書き方

開発研究の結果の書き方は、他の研究法でも同様ですが、一目みてわかる図表を作成します。ここでは開発したものを実施した結果、「対象はどう変化（効果・成果）があがったのか」を表や図に示して説明します。

■例文の続き

Ⅲ．結果

1．標準化プログラム開発前後の利用者全員の評価

開発前後の移動は，改善率・安定率が向上し，悪化率は0.0だった（表１）．

2．標準化プログラムの実践と適用利用者の評価

対象の23人は高齢者であり，脳梗塞で麻痺があり，自立度B，要介護４が多かった．各利用者の標準化プログラムには全項目にわたって実施，記入がされていた．記載の多かった項目は，動作テストでは「階段が昇れるか」「後歩きができるか」「膝立ちができるか」「健脚で６つ数える間，片脚立ちでいられるか」が，動作ができない原因では，「股関節周囲筋が弱い」「歩くバランスが悪い」「体力がない」，目標では「転倒防止」「つまづきなく歩行ができる」「安定して立っていられる」，機能訓練では「足踏み」「上肢の挙上」「等尺運動」「つま先あげおろし，踵のあげおろし」等が多く実施されていた（表2）．評価・アウトカム欄の全体の平均点数は寝返りレベルが1.42点，飲み込みは1.50点，起き上がりは1.89点，膝立ちが0.75点，床からの立ち上がり1.27点，歩く1.32点であった（表3）．生活の質の欄では，「言葉を発するようになった」「食事量が増えた」「意志表示をするようになった」「言葉数が多くなった」等のよい反応がみられた．

表１　ステーション利用者全員の移動のアウトカム評価　(%)

アウトカム変化の期間		1999年９月～11月	2000年９月と11月
		標準化開発前　n=55	標準化開発後第１回目　n=47
移動	改善率	3.8	4.7
	安定率	98.2	100.0
	悪化率	1.8	0.0

表２　動作レベル別機能訓練の標準化の記載で多かったもの（上位５つ）　n = 23

A：動作テスト	n	B：動作ができない原因	n
階段が上れるか	11	股関節周囲筋が弱い	14
後歩きができるか	9	体力がない	10
膝立ちで歩けるか	8	歩くバランスが悪い	13
健脚で６つ数える間片脚立ちでいられるか	8	患脚の力がない	8
横歩きができるか	7	大腿四頭筋が弱い	8
C：目標	**n**	**D：機能訓練**	**n**
転倒防止	13	足踏み	22
つまづきがなく歩行ができる	6	上肢の挙上	21
安定して立っていられる	6	等尺運動	20
椅子からの立ち上がりができる	5	つま先あげおろし、踵のあげおろし	20
歩行ができる	5	マッサージ・ROM	17

表3　評価・アウトカム欄の達成度状況 n=23	
動作レベル別	達成度（M）
Ⅰ．寝返り	1.42
Ⅱ．飲み込み	1.50
Ⅲ．起き上がり	1.86
Ⅳ．膝立ち	0.75
Ⅴ．床からの立ち上がり	1.27
Ⅵ．歩く	1.32

山崎京子，内田陽子．在宅における動作レベル別機能訓練標準化プログラム開発．日本在宅ケア学会誌，5：61；2001の一部改変

5 考察の書き方

考察は見出しを付けて書きます。開発研究の場合は、①開発したものの特徴について、②開発したものの評価（実用性・有効性）の2本柱について考察を書きます。

■例文の続き

Ⅳ．考察

1．ステーションに必要とされる標準化プログラムの特徴

機能訓練における問題点の検討結果から看護職はアセスメント段階からつまずいていることがわかった．大田[7)]は動作の指導の前に，基本的チェック，可能性の探索，できない原因の究明と対策等の確認が必要と述べている．単に訓練内容のみを提示する標準化プログラムではなく，動作テストや動作のできない原因，目標の欄を設定したことは，初回訪問時に的確な方向性を決定するうえで有効であるといえる．また開発した標準化プログラムの項目数は最小化するのではなく，さまざまな利用者のニーズに応じる選択肢を多様に設定した．多岐にわたる利用者の状態をアセスメントしながら，適切な機能訓練を選択できることが今回開発した標準化プログラムのオリジナルな点である．コンピュータ化できれば記録の時間が短縮でき，スタッフもスムーズに使いこなすことができると考えている．そのためには今後継続して標準化プログラム開発をすすめていく必要がある．

2．標準化プログラムの評価と利用可能性の検討

大田[7)]も述べるように，食事や排尿，排便といった日常の生活動作を行うには，姿勢を変えたり，保持したり，移動したりする基本的動作が必要である．

標準化プログラム開発前後で利用者全員の移動アウトカムをみると，悪化した者はいなかった．他文献[8-10)]においても在宅におけるADLでは維持レベルに目標を定めている．自立度が低い利用者が多いにもかかわらず，悪化を防げたことは意義がある．

利用者23人に対して標準化プログラムを適用し評価を行った結果，ほぼすべての項目にわたり実施されており，開発した標準化プログラムは訪問看護職にとって利用可能なものと考える．さらに機能的な面でのアウトカムや意欲や活気などの精神面などを含めた生活の質の評価でも，若干の改善がみられたことから，このプログラムは効果が期待できる．

図　動作レベル別機能訓練の標準化プログラムの一部

チェック日　平成　　年　　月　　日　　利用者名（　　　歳）主疾患名

A. 動作テスト 初回時、初回から（　年　カ月目） できないものの□に✔、または○印記入	B. 動作ができない原因 該当するものの□に✔記入	C. 目標 目標と定めるものの□に✔記入 個別目標は（　）に追加記入
基礎的チェック（　独居　介護者と同居　） 1. 本人の理解度（ある・ない） 2. 本人の意欲（ある・ない） 3. 本人の痴呆度 （ない、境界、軽度、中等度、重症） 4. 家族の理解度（ある・ない） 5. 家族の協力度（ある・ない） 6. 家族の過保護（過保護・過保護でない）	□1. 認知能力の低下 □2. 痴呆のため □3. できなくてあきらめる □4. 疾患を受け入れたくない □5. 面倒でつい手がでる □6. かわいそうでつい手がでる	□1. 本人（　　　） □2. 家族（　　　）
□Ⅰ寝返り □1. 首を左右に十分回せるか □2. 頭をベッドからあげられるか □3. 健側の手で患側の腕をあやつることができるか □4. 健脚を麻痺脚の下に入れ、一緒に持ち上げられるか □5. あおむけで両膝を立てられるか膝の開閉ができるか □6. あおむけでブリッジができるか □7.（　　　　　　　　　）	□1-1）頸椎の関節の拘縮がある □　2）頸部の筋力が弱い □　3）頸部の筋肉の固縮がつよい □2-1）肩関節に運動制限が強い □　2）肩や腕の筋力が弱い □3-1）麻痺側の股関節の動きが悪い □　2）健脚に力がない □　3）布団が柔らかすぎる □4-1）股関節周囲の筋力が弱い □　2）股や膝の関節に軽い拘縮がある □5-1）背筋と股伸筋群の力が弱い □　2）膝をのばす大腿四頭筋やハムストリング（膝を曲げる屈曲筋）が弱い □　3）屈曲拘縮があり股関節がのびない □（　　　　　　　　　）	□1.（　　）関節のROMの維持または拡大を図る □2. 首を左右に十分に回せる □3. 首を浮かすことができる □4. 健側の手で麻痺した手を持ち上げることができる □5. 健側の脚で麻痺脚を持ち上げることができる □6. あおむけで膝立てと開閉ができる □7. あおむけでブリッジができる □8. 寝返りをうつことができる □9.（　　　　　　　）
□Ⅱ飲み込み □1. むせがあるか □2. 飲み込むことができるか	□1-1）顔首周囲の筋力の低下 □2-1）嚥下障害 （麻痺、認知障害の程度）	□1. むせない □2. 飲み込める

D. 機能訓練 リハビリメニュー番号に○印を付ける（※動作訓練の項目は明朝体で示す）	E. 評価・アウトカム（　　か月後） （目標の到達度「在宅療養動作訓練」（大田仁史著）のテスト評価を参考にチェックをする）	F. 生活の質（QOL） 評価（　）か月後 評価者○印（担当Ns、家族）
個別訓練 1. 本人 （　　　　　　　　　） 2. 家族 （　　　　　　　　　）	基礎項目の達成度をC欄と同番号の（　）に点数を記入 （3点達成、2点少し達成、1点維持、0点悪化） 1-（　）　　2-（　）	※Eの動作達成から、生活の質の変化（向上）を測定する （2点向上、1点やや向上） （　）-目が輝いてきた （　）-表情が明るくなった （　）-笑顔がみられるようになった （　）-表情が多様になった （　）-言葉を発するようになった （　）-意思表示をするようになった （　）-言葉数が多くなった （　）-家族との対話が多くなった （　）-家族も張り合いがでてきた （　）-食欲が増した （　）-食事量が増えた （　）-自分で食べようと食欲がでてきた （　）-自分で何かしようと意欲がでてきた（自立性） （　）-生活のリズムがついてきた （　）-愚痴を言わなくなった（本人・家族） （　）-楽しい気分で過ごせるようになった （　）-気分が安定してきた （　）-ボケの進行が遅くなった （　）-戸外にでたいと思うようになった （　）-人との交流を好むようになった
3. 深呼吸 4. マッサージ 5. ROM 6. 首を左右にゆっくり向ける 7. 首を浮かす 8. 寝返り訓練（両側） 9. 首を回す（左右・前後） 10. 肩の上げ下げ 11. グーパー 12. 指折り 13. 指の負荷（ゴム紐） 14. 前腕の内回、外回 15. 肘の屈伸 16. 上肢の水平運動（負荷） 17. 上肢の挙上 18. 健脚で患脚を持ち上げる 19. 足の底背屈 20. 両膝をたて膝の開閉、左右に倒す運動 21. ブリッジ（両足、片足） 22. 嚥下訓練（意識して唾液を飲み込む） 23. 頸首周囲筋の強化（a 舌・口唇を動かす、b かむ） 24. 経口摂取訓練 25.（言語・歌）訓練	Ⅰ動作の達成度をC欄の同番号の（　）に点数を記入 1-（　） 2-（　） 3-（　） 4-（　） 5-（　） 6-（　） 7-（　） 8-（　） 9-（　） 訓練の頻度（全項目共通） □3点　毎日実施（自主トレ） □2点　時々実施（自主トレ） □1点　訪問時のみ実施 Ⅱ動作の達成度をC欄の同番号の（　）に記入（点数はⅠと同じ） 1-（　） 2-（　）	

文献
7) 大田仁史．脳卒中，在宅療養の動作訓練－動作のアセスメントと訓練プラン．アビリティーズ総合研究所，東京，pp.20-21, 30-38，1998.
8) Shaughnessy, PW, Crisler, KS. Outcome-based quality improvement: A manual for home care agencies on how to use outcomes. National Association for Home Care, pp.1-5, 1995.
9) 島内節，岩崎栄，遠藤久夫，他．介護保険を展望した在宅ケアサービスの質改善プログラムと評価方法の開発報告書．平成 11 年度特別保健福祉事業費助成金事業．健康保険組合連合会，東京，pp.136-156，2000.
10) 島内節，岩崎栄，遠藤久夫，他．ケアの効果からみた在宅ケア機関の評価方法とケアの質改善への行動計画報告書．平成 12 年度厚生省老人保健推進費等助成金事業．日本訪問看護振興財団，東京，pp.65-94，2001.

山崎京子，内田陽子．在宅における動作レベル別機能訓練標準化プログラム開発．日本在宅ケア学会誌，5：61-62; 2001 の一部抜粋し改変

考察の後半や別章立てして本研究の限界性と今後の課題を独立して書きます。

■例文の続き

V．本研究の限界性と今後の課題

今回２年間かけて現場レベルで動作レベル別機能訓練の標準化プログラムの試案の開発を進めてきたが，FIMやBarthel Index等を使用した客観的な評価までは至らず，今後は事例を重ね，標準化プログラムの妥当性を高めていくことが求められる．

山崎京子，内田陽子．在宅における動作レベル別機能訓練標準化プログラム開発．日本在宅ケア学会誌，5：63; 2001 の一部抜粋し改変

6 結論の書き方

結論は、①開発したものの特徴の説明、②どの点に効果があったのか、③今後の活用方法、その評価内容を簡潔にまとめます。

■例文の続き

Ⅵ．結論

在宅ケア，特に訪問看護におけるリハビリサービスの質保証を目的に，動作レベル別機能訓練の標準化プログラムの試案を開発し，評価を行うことによって以下の知見が得られた．

1．開発した標準化プログラムは，利用者に対して，精神面や嚥下障害，認知症も考慮した多岐にわたるニーズにも対応する．
2．標準化プログラムを23人に実施した結果，ほぼすべての機能訓練が実施されており，機能面や表情，活気面で若干の改善傾向がみられた．
3．標準化プログラムの各項目にはコード番号を記入し，将来，コンピュータ上でアセスメント，ケアプランのプログラムに組み入れれば効率化できる．

山崎京子，内田陽子．在宅における動作レベル別機能訓練標準化プログラム開発．日本在宅ケア学会誌，5：63; 2001 の一部抜粋し改変

VII 症例対照介入研究・アクションリサーチのまとめ方

1 症例対照介入研究の重要性

通常のケア介入群（コントロール群）と新しいケアで介入する群（実験群）を設定して、比較研究するもので、レベルが高い研究といえます。

例えば、ある検査の前処置で従来のＡ液２Ｌ飲用群（コントロール群）と新しいＢ液１Ｌ飲用群（実験群）を設定し、新しい液の効果を検証する研究が該当します。また、従来のパンフレットを使用した術前オリエンテーション群（コントロール群）に対して新しく作成したイメージ DVD 画像施行群（実験群）で、術後の高齢者のせん妄や ADL の回復効果を検証する研究例もあります。

このようにコントロール群と実験群を設定して、介入の評価を行う研究デザインです。

序文（緒言、はじめに）を書くときには、新しい看護方法の必要性を説明していきます。現在のケアでは、どのような問題があるのか、どのようなケアが求められているのか、その開発の必要性を記述します。近年、多く取り組まれているクリニカルパス研究の例を以下に載せます。全体のケアの動向、問題提起、文献検索の内容（どこまで研究されていてされていないのか）、本研究の必要性、本研究の目的という順で書いています。

■例文

テーマ：在宅における尿失禁ケアのクリニカルパスの開発と評価研究

Ｉ．はじめに

クリニカルパス（以下，パス）に関する研究は医療費抑制政策が進められ，マネジドケアが普及している米国において発達している[1)]．わが国においても医療費の問題が議論されるなかで最近になって取り組まれるようになった．わが国のパス研究は病院での心筋梗塞などの急性期ケアや糖尿病等の患者教育，白内障手術などの標準化しやすい疾患において開発されているが[2-6)]，その効果や費用対効果を具体的に議論した論文は少ない[7)]．さらに，在宅ケアにおけるパスに関する研究は少なく，在宅ケアにおいてはケア提供側の機関の多様化や，本人ならびに家族や在宅での環境がさまざまであることなどケアを標準化することの困難な要因が多く存在し，パス開発が遅れている．

研究者らは在宅における尿失禁クリニカルパスを開発した．－略－

本研究の目的は，在宅における尿失禁クリニカルパスの開発を行い，その評価を明らかにすることである．

筆者作成例。実際には研究されていない。

2 コントロール群と実験群の設定

コントロール群と実験群をどのように設定するのか、これはとても重要なことです。

一番の理想は、①同時期にランダムにコントロール群と実験群を振り分けることです。例えば、患者番号において奇数患者番号はコントロール群に、偶数は実験群に分ける方法等があります。しかし、同じ時期に違う方法が行われる患者さんらが同室にいたりすると、不公平が生じます。「あの患者さんは特別なケアをしてもらえているのに、どうして私にはしてもらえないのか？」と患者さんから不満が出てくるかもしれません。また看護師さんも患者さんによってコントロール群の看護、実験群の看護と分けて実践するのは困難です。したがって、②ある期間はコントロール群、ある時期は実験群と振り分けることになります。そのときは時期による結果への影響がないように環境条件を統一する必要があります。また、事例が少ない場合、③同じ事例に対してコントロール群と実験群の介入の時期をずらして両方行う方法があります。この方法は取り組みやすいのですが、通常、違う方法、付加された対象、つまり実験群のほうが、効果があがりやすい特徴をもっています。このようにバイアス（偏りや歪み、先入観や偏見）が生じるので本当はあまりよくない方法です。また、１人の患者さんに２つの方法で介入する期間が果たしてあるのか、患者さんに負担がないかということも心配になります。しかし、それができれば、両方を体験している対象者の意見は参考になることが多いです。

■例文

1．対象

B県の訪問看護ステーション300か所に説明文を郵送し，同意の得られた40か所で病院から退院直後，訪問看護を開始した尿失禁をもつ在宅療養者で，調査に協力を得た者の40人とする．研究期間は平成24年４月から平成26年３月であった．

2．パスを実施するコントロール群と実験群の対象設定

コントロール群と実験群の設定はB協議会が発刊する訪問看護ステーション一覧表に番号をランダムに振り，奇数番号の機関をコントロール群，偶数番号を実験群に設定した．コントロール群では通常のケアを，実験群ではパスに沿ったケアを実施するよう依頼した．

筆者作成例。実際には研究されていない。

次に大切なことは、コントロール群と実験群の対象条件をできるだけ近いものにするということです。効果（アウトカムともいう）の結果に影響を与える対象の条件である、年齢、性別、疾患名、入院期間、服薬内容などは両群に差がないか確認します。

しかし、ランダムに振り分けた結果、対象条件が異なってしまった、または、入院してきた患者の数がどうしてもそろえられず、その結果、条件が偏ってしまった場合（例:年齢が違う）には、事実のデータを示し、実験群のほうが、有意に年齢が高かった等と正直に説明します。

3 介入方法（ケアの方法）の書き方

コントロール群と実験群にそれぞれどのような介入をしたのか、それを説明します。コントロール群には従来の方法がとられることが多く、実験群には新しい方法がとられます。それらの方法を具体的に、第三者にもわかるように丁寧に説明します。

コントロール群は通常のケアが行われるといいましたが、介入によっては、コントロール群は何もしない群と定めるケースを時々みかけます。

ここで注意することは、例えば、リウマチ患者につぼマッサージ付き足浴をして疼痛緩和を図る研究をするとします。その場合は、実験群にはつぼマッサージ付き足浴を施行し、コントロール群には何もしないということにしてはいけません。何もしないのでは、何かしたほうが、効果があるに決まっています。つぼマッサージ付きというのが要となる条件ですから、コントロール群には従来の足浴方法、または普通のマッサージ付き足浴方法を実施するようにします。原則は比較する条件以外は統一するということです。実施する場所や対象、実施する看護師などは両実験群も同じにします。

以下の例は、パスというケアプログラムの介入を実験群にしています。コントロール群ではパスを使用しない通常のケアを実施します。

■例文

2．実験群に対する看護の方法

1）尿失禁パスの内容と実践方法

パスの横軸である時間軸は退院から2か月間と設定されている．その項目に沿って介入を行う．具体的には退院前，在宅療養1～7日，8～14日，15～30日，31～60日と区分され，この期間に1～2回訪問するとしている．パスの縦軸はケア項目であり，排尿，排便，食事，水分，活動，睡眠，疾患の症状，家族の状況，服薬の9項目で構成されている．具体的には排尿・排便の観察（排尿排便日誌），食事や水分摂取量，リハビリや外出，屋内体操等，バイタルサインや一般状態，体調，家族の負担感や相談，薬剤の処方内容と服薬状況の確認等が記載され（表1），記載事項に沿って実施した場合，チェックを記入する．

筆者作成例。実際には研究されていない。

4 評価方法の書き方

コントロール群と実験群の比較において何を効果として出したのか、その効果・成果をアウトカムともいいます。介入のアウトカム評価をする場合、どのように評価したのか、具体的に説明します。効果（アウトカム）指標の説明は非常に重要です。

看護師さんがよく用いる方法に、主観的指標、それもそれを実施した看護師さんに直接アンケートで尋ねる方法があります。でも、考えてみてください。看護の介入効果を実施者である看護師に尋ねるのは本当に妥当でしょうか。研究者が実施者兼評価者の場合、バイアス（偏り）がかかり、効果があると回答する傾向になるのではないでしょうか。やはり、事例である患者さん自身によくなったかどうか尋ね、かつ客観的にも患者さんの変化を評価することが重要なのではないでしょうか。何でも安易に看護師にアンケートで尋ねるのは考えものです。

しかし、患者さんへのアンケートが困難な研究もあります。例えば、認知症のある患者さんに飛び出す絵本式のリハビリ表の効果を研究するとします。皆さんは、その効果を知るために患者さんにアンケートを取りますか。認知症をもつ患者さんへのアンケートは理解力や言語力などの点から難しいです。そのようなときには、看護師などの第三者による客観的な効果の指標をとる必要があります。また、患者さんの筋力を測定したり、ADL を得点化したり、１人の評価でなく複数で評価するなど客観性を高めるようにします。

■例文

３．評価方法

1）アウトカムの到達度の測定方法

２か月後に両群の利用者アウトカムを評価する項目（表１）に対して到達したらチェックしてもらった．利用者のアウトカム項目には「失禁のない時間が増える」「おむつの使用量が減少する」「殿部や陰部の皮膚トラブルが発生しない」「家族の介護負担感が減少する」の４項目を設定した．それに対して，複数の訪問看護師が達成したかどうか判定した．おむつの使用量については枚数を家族に記録してもらい，看護師が料金に換算した．

2）費用対効果の測定方法

Dorummond[13)]，武藤[14)]，内田[15)]が述べているように費用対効果の比を算出し，コントロール群と実験群を比較した．本研究ではアウトカム評価を効果とし，時間より人件費を算出し，効果で徐して費用対効果比の算出を試みた．効果は２か月後のアウトカム項目の達成数を設定項目全数で徐して達成割合（％）を算出した．人件費は訪問看護師がその事例に直接，および間接にかかわった活動時間を記載してもらいそこから算出した．本研究における看護師の時間単価は一般公務員である看護師の平均時間給2,000円とした．なお，費用対効果比はその値が低いほど費用対効果はよいと判断した．

文献

13) Drummond MF, Sculpher MJ, Torrance GW, et al. Methods for the Economic Evaluation of Health Care Programmes. New York, Oxford Medical Publication, p.40, 1997.
14) 武藤孝司．保健医療プログラムの経済的評価法－費用効果分析, 費用効用分析, 費用便益分析－．篠原出版, 東京，p.83，1998.
15) 内田陽子，島内節，山下公平，他．訪問看護頻度とアウトカムからみた経済的評価の検討－ケア開始後２か月間の費用効果分析－．日本地域看護学会第２回学術集会講演集，p.49，1999.

筆者作成例。実際には研究されていない。

5 結果の書き方

以下の例文はパスの研究結果を示していますが、「1. 対象背景の比較」、「2. 評価（効果）の結果」と、見出しを付けて書いています。

結果は事実のデータの説明ですから、「よかった」とか「悪かった」とかの感想や「効果があった」「効果はなかった」とかいう判断などの研究者の考えは書いてはいけません。それは考察で書いてください。ここでは事実のデータ、数字を淡々と説明するのです。

■例文

Ⅲ．結果

1．対象背景の比較

対象の平均年齢はコントロール群（n=20）80.2±4.9歳で，実験群（n=20）79.5±5.4歳，男女差はそれぞれ半数を占めた．両群において有意な差はなかった．

2．評価結果

1）利用者のアウトカム項目の比較（表２）

コントロール群では４つのアウトカム項目到達率の平均値が40％であるが，実験群では85％の高い評価を得た（$p<0.01$）．実験群で特に高い項目は「おむつの使用量が減少した」（$p<0.01$）であり，おむつの料金（中央値）も6,000円から1,000円に減少した（$p<0.01$）．

2）費用対効果分析の結果（表３）

看護師の事例に費やした活動時間をみてみると，全体時間はコントロール群1,470分，実験群1,783分であったが有意な差はみられなかった．全体の活動時間から算出した費用は，コントロール群は49,000円，実験群59,433円であり，アウトカム到達率の式で算出した費用対効果比はコントロール群1,225，実験群699で有意な差がみられた（$p<0.01$）．

筆者作成例。実際には研究されていない。

6 考察の書き方

考察は結果についての研究者の解釈、考えを、引用文献をうまく使用しながら展開していく部分です。特に実験群がどうして効果があがったのか、その理由、原因を説明していくことに重点を置きます。

■例文

Ⅳ．考察

実験群が利用者アウトカムや各ケア項目別アウトカム到達率が高いことから，パスの有効性が示された．療養移行期の利用者宅における具体的かつ繰り返し行う尿失禁指導と支援を示したパスに沿って実施することは短期で効果をあげることに役立つといえる．これは島内らの先行研究における在宅ケアパスの結果[16-20]と一致している．

看護師の活動時間の視点から述べると，コントロール群と実験群の間では滞在，連携状況や管理状況の時間差はなかった．パスでは，排尿や排便，そして食事，水分等の確認，記録を求めている．しかし，これらは特に通常のケアと比べて業務量に影響しないことがわかった．むしろ，２か月後の最終的な全体の項目に対するアウトカム到達率がコントロール群40％，実験群85％であり，実験群がかなり高い値を示したことから，在宅移行初期にパスによるきめ細かいケアを行うことで短期間に成果を得ることができる．また，おむつ使用量も減少し，在宅初期の時期にケア，費用の集中的な投資をすることで利用者状態の長期的安定と費用節減に役立つといえる．

費用対効果ではコントロール群と実験群では，実験群が費用対効果比の値が低くなっており，費用対効果がよいことを示している．これはアウトカム効果が高いため，費用対効果もよくなると考える．今後さらに事例数を重ねて長期的な効果の点から検討を重ねていく必要がある．

筆者作成例。実際には研究されていない。

7 結論の書き方

単に実験群が効果あったとだけ書くのではなく、具体的にどこの部分で効果を示したのかを簡潔に書きます。

■例文

V．結論

コントロール群と実験群を設定し，訪問看護の尿失禁クリニカルパスの評価を行った結果，以下のことが明らかになった．

1．利用者アウトカムでは，クリニカルパスを用いた実験群のほうが全体的に高く，特におむつ使用量が減少し，おむつの費用が軽減できる．

2．クリニカルパスを用いたほうが費用対効果はよく，同じ費用で高い効果が得られることがわかった．

筆者作成例。実際には研究されていない。

8 介入研究の例

臨床の場では、コントロール群と実験群を定めることが困難だと思います。そんなときには、実験群のみ定める介入研究をお勧めします。資料1は、私の卒業研究の学生が「ぜひ認知症をもつ高齢者の方にぬか漬けの介入研究がしたい」と言ってきたものを、実施してまとめたものです。コントロール群は設定していないので、介入研究の効果のエビデンス（根拠）は低くなりますが、研究に取り組みやすくなるのも事実です。

認知症高齢者に対する「ぬか漬け」を使用した感覚刺激による介入効果

群馬大学医学部附属病院　石川楓
指導教員　内田陽子

Ⅰ.はじめに

江戸病（脚気）が流行ったとき，先人たちは，この栄養の宝庫で，すばらしい発酵食品としての「ぬか」に注目した．ぬか漬けは，日本の気候・風土とマッチして，100年単位に強かに生き延び，現代に至り，母から娘，そのまた娘へと受け継がれ守られて，日本の食文化を支えてきた[1]．

わが国では急速な高齢化により認知症高齢者が増加し続けており，認知症に対する薬の開発も進められているが，根本的に治療する方法はみつかっていない．そのため認知症に対する非薬物療法への注目が集まっている．

認知機能，抽象的思考が低下した重度の認知症であっても，触覚や嗅覚・聴覚などの複数の感覚に働きかけることで，覚醒レベルを上げる，気分を転換させる，動機づけを高める，放心状態を軽減するなどの効果があり，結果的に記憶の回復を促進して，認知症の病態に影響を及ぼすという報告がある[2-5]．皮膚刺激による感覚刺激療法についてはいくつか研究がされているが，嗅覚に関する感覚刺激療法についての研究は少ない．また，晩期の認知症患者に感覚刺激を用いないほうが患者はより効果的に行動したとの報告もあり[6]，必ずしも感覚刺激による介入がよいとはいえない．そこで，嗅覚・触覚・味覚に働きかけ，日本人の文化であり高齢者に馴染みのあるぬか漬け作りに着目し，その感覚刺激による効果検証を考えた．以上より，本研究の目的を，認知症高齢者に対するぬか漬けを使用した感覚刺激による肯定的な効果を明らかにすることとした．

Ⅱ.研究方法

1．研究対象

対象者はＪグループホームに入所している①65歳以上の高齢者で，②厚生労働省の認知症老人の生活自立度がⅠ以上，③ぬか漬けが嫌いでない者，④調査の同意が得られた者とし，以上の条件を満たした者８名とする．

2．ぬか漬けによる介入方法

1)介入方法

(1)介入期間

介入期間は20日間とする．

(2)ぬか漬けのプログラム

ぬか床を手洗いを済ませた対象者の目の前に置き，①においを嗅いでもらい，反応をみる．②昨日何を入れたか対象者に尋ねる，③野菜をぬか床から取り出す，④しっかり手をつけて混ぜてもらう，⑤作業が終了したら手洗いを実行する，⑥ぬか漬けを食べる，⑦感想を言い合うの一連の介入を行った．介入は研究者だけでなく，職員の協力も得た．

(3)ぬか床の保存方法と管理

ぬか床は研究者が毎日管理するものとする．野菜を出し入れした後は，表面を平らにならし，必ず周囲のぬかをきれいにふき取る．ぬか床内の空気をしっかり抜き，ふたもきちんと閉める．介入する期間が夏場であるため，食中毒には十分に注意した．

2)評価方法

(1)対象者の言動の評価

介入する日には，介入中の対象者の発言した言動をフィールドノートに自由記載する．

(2)認知症ケアのアウトカム評価

内田の認知症ケアのアウトカム評価法を使用した[7]．このアウトカム評価票は，認知症ケア介入の効果を測定する評価票で信頼性と妥当性が検証されている[8]．評価票に従って研究者が観察し，該当する項目にチェックする．アウトカム評価項目は①認知症症状・精神安定（３項目），②生活・セルフケア行動（８項目），③その人らしい生き方（6項目），④介護者（３項目）の計20項目で構成されている．各評価項目では０から４点までのアウトカム番号が設定されており，介入前後の２時点での対象者の観察から該当する番号を記入した．

３．分析方法

1）言動の分析方法

フィールドノートで得られたデータに関しては，言語的データから肯定的なデータを抽出し，カテゴリー分類を行った．

2）認知症ケアのアウトカム評価方法

アウトカム評価に関連するデータは数値に置き換え，介入前後の２時点の得点を比較し１，２回目ともに０は最高値持続，ともに４は最低値持続，差し引いた得点がプラスの場合が改善，０は維持，マイナスは悪化となる．改善したものと悪化した項目に注目し，ぬか漬け介入との関連を調べた．

４．倫理的配慮

対象者本人と家族に対して上記説明事項について文書および口頭にて説明し，同意書（承諾書）にサインを求め，調査の同意を得る．対象者が認知症高齢者であるため，本人に同意を得ることが難しい場合は家族や後見人に同意を得て，本人に対しては，作業を行う際にその都度口頭にてわかりやすく説明し，了解を得てから行うこととする．なお，本研究は群馬大学医学部臨床研究倫理審査にて承認された（受付番号13－23）

Ⅲ．結果

１．対象者の概要（表１）

事例Aは80歳代，男性．認知症の種類は血管性認知症で，要介護２である．障害老人の日常生活自立度（以下，自立度）は自立，認知症をもつ老人の日常生活自立度（認知度）はⅠ，独歩できる．

事例Bは80歳代，男性，元教師．認知症の種類はアルツハイマー型認知症で，要介護２である．自立度はランクJ-2，認知度はⅡa，独歩できる．

事例Cは80歳代，女性，事例Bの妻．認知症の種類はアルツハイマー型認知症で，要介護２である．自立度はランクA，認知度はⅡb，車椅子での移動であり自分で操作できる．

事例Dは80歳代，女性，認知症の種類はアルツハイマー型認知症で，要介護５である．自立度はA，認知度はⅣ，車椅子で介助が必要である．専業主婦，ハイカラなものが好きである．

事例Eは80歳代，女性，認知症の種類はアルツハイマー型認知症で，要介護５である．自立度はランクB，認知症はⅡa，車椅子で介助が必要である．専業主婦のかたわら農業も行っていた．

事例Fは70歳代，女性，飲食店経営．認知症の種類はアルツハイマー型認知症で，要介護２である．自立度はB，認知度はⅡb，車椅子で介助が必要である．

事例Gは90歳代，女性，認知症の種類は血管性認知症で，要介護５である．自立度はランクC-1，認知度はⅣ，車椅子で介助が必要である．お手伝いのいる家庭で育つ．

事例Hは80歳代，女性，認知症の種類はアルツハイマー型認知症で，要介護４である．自立度はランクB，認知度はⅢa，車椅子で介助が必要である．農業を長年行っていた．

２．対象者の肯定的言語（表１）

20日間の介入でその発言が得られた内容とその日数を記録した．

事例Aは，作業の確認，手洗いの確認，味の感想について10日間，事例Bはよい香り，肯定，作業の確認，考察の言動が，事例Cは味の感想，肯定，事例Dは気づき，意見・要望がきかれた．事例Eは味の感想，Fは回想的言語が１日みられた．事例Gは気づき，よい香りが４日間，事例Hは気づきと肯定の発言が１日ずつみられた．

３．介入前後のアウトカム評価（表２）

「笑顔」，「あいさつ」，「意思表示」「コミュニケーション」で改善者各２名みられ，改善項目が悪化よりも多かった．

Ⅳ．考察

１．高齢者に対するぬか漬けを使用した嗅覚刺激の効果について

においは嗅神経路を通り，意味記憶を司る扁

表1　対象者の肯定的言語

大カテゴリー	具体的データ	介入20日間中に発言があった日数							
		事　例							
		A	B	C	D	E	F	G	H
質問	(きゅうりを) 何本出せばいいですか	5	1	2	1	0	0	0	0
助言	ぬか漬け触るとあかぎれが治るよ	1	1	4	2	0	0	0	0
気づき	何か入っている	5	3	4	7	0	0	4	1
作業の確認	これでいいんかい	10	6	0	0	0	0	0	0
意見・要望	ナスもっと (食べたい)	0	0	1	7	0	0	0	0
まだ出来ること	顎は悪いんだけど力はあるんだよ	3	0	0	0	0	0	0	0
好き嫌いについて	きゅうりが好きかな	2	3	3	3	0	0	1	0
回想	昔はやったんだよ	2	4	2	2	0	1	0	0
許可	私でよければ使ってください	0	3	0	0	0	0	0	0
手洗いの確認	手を洗ってきたから大丈夫だね	10	1	0	0	0	0	0	0
味の感想	おいしいよ、調度いい	10	3	5	5	1	0	1	0
かけ声	よいしょ、どっこいしょっと	1	1	0	0	0	0	0	0
面白い	面白かった	0	0	0	1	0	0	0	0
考察	よく漬かってると思うよ	1	5	1	0	0	0	0	0
よい香り	ほんといいかおり	4	8	3	5	0	0	4	0
肯定	いいんじゃないですかね	8	6	5	1	0	0	3	1
鼻歌	(流れている音楽に合わせて)	2	3	0	0	0	0	0	0

桃体と一時嗅覚野を刺激することで，意味記憶を引き起こすと言われている[9]．今回の介入でも，においを嗅ぐことで「ぬかだ」「昔を思い出す」などの発言があったことから，においが発言効果を引き起こしたのだと思われる．また，においを嗅ぐことで口をもぐもぐと動かしたことから，においが動作を引き起こしたのだと考えられる．今回の介入によってアウトカムケア評価が11項目改善した要因の1つには，ぬかのにおいによる刺激もあったのではと考えられる．

2．個別性を重視したケア

今回の介入で得られたデータには非常に個人差があった．これは対象者背景が大きく影響していると思われる．例えば，事例Aは，認知症の程度も軽く，自立度も高かったので，積極的な言語がみられた．事例Bは元数学の教師だったことから，介入中も考察や論理的な発言といったデータが多く得られた．また，事例Gはお手伝いさんがいた家庭で生活し，あまり家事をやらなかったとはいえ，自分がしなくても「よい香り，何が入っている」という肯定的な言語がきかれた．これらのことから，個別性を重要視したケアの大切さを実感した．認知症が進行すると，発語が失われていく傾向にあるが，ぬか漬けを通して発語を引き出し，表情を豊かにすることが期待できる．

また，ぬか漬けにより笑顔をもたらし，あいさつや意思表示などのコミュニケーションも活発となり，高齢者同士，高齢者と職員間の交流も深まることも期待できる．

施設での生活はどうしても平坦になりがちであるため，日々の生活の中に積極的に刺激を取り入れていくことが必要であると実感した．今

表2　認知症ケアのアウトカムケア評価　n＝8

大項目	小項目	最高値持続	改善	維持	悪化	最低値持続
1. 認知症状・精神安定の項目	①笑顔	1	2	5	0	0
	②周辺症状精神症状	0	1	6	0	1
	③周辺症状行動障害	3	1	3	0	1
2. 生活・セルフケア行動の項目	①身づくろい	2	0	6	0	0
	②入浴	1	0	6	1	0
	③食事	1	0	6	1	0
	④トイレでの排泄	2	0	4	0	2
	⑤歩行	2	0	6	0	0
	⑥休息・睡眠	1	0	3	1	3
	⑦金銭管理	0	0	2	0	6
	⑧事故防止	1	1	6	0	0
3. その人らしい生き方の項目	①外見の保持	4	1	3	0	0
	②あいさつ	4	2	2	0	0
	③意思表示	5	2	1	0	0
	④コミュニケーション	3	2	3	0	0
	⑤役割の発揮	2	1	2	0	3
	⑥趣味・生きがいの表現	2	1	2	0	3
4. 介護者の項目	①認知症者の受容	8	0	0	0	0
	②接し方・介護方法の取得	8	0	0	0	0
	③介護者のストレス・疲労の様子	4	1	3	0	0

回刺激材料として使用したぬか漬けは，複数の対象者に働きかけるため，有効な材料であると考える．

V．研究の限界

今回対象としたのは8名と少数であり，研究機関も1か所であったことから，Jグループホームの特性が大きく反映されている可能性が考えられる．今後は複数の施設で介入を試み，データ収集する必要がある．

謝辞

お世話になりましたJグループホームの入所者様，職員の皆様に深く感謝いたします．

引用文献

1) 下田敏子．ぬか床づくり．家の光協会，東京，p.2，2012.
2) 松下太．最重度認知症におけるQOLとは―感覚刺激療法を通して―．四條畷学園大学リハビリテーション学部紀要，3: 33-42; 2007.
3) 野村豊子．回想法とライフレビュー その理論と技法．中央法規，東京，pp.32-33，1998.
4) 黒川由紀子．痴呆老人に対する心理的アプローチ，老人病院における回想法グループ．心理臨床学研究，13: 169-179; 1995.
5) 松田修，他．回想法を中心とした痴呆性高齢者に対する集団心理療法 痴呆の進行に応じた働きかけの工夫について．心理臨床学研究，19: 566-577; 2002.
6) 山田孝，森二三男．老人患者の行動様式ならびに治療介入の効果に関する研究．高齢者問題研究，12: 111-127; 1990.
7) 内田陽子．認知症ケアのアウトカムの評価方法と質改善の手引書．第3版．松本工業印刷，群馬，pp.18-23，2012.
8) Uchida Y. Development and validation of the outcomes and assessment scale

for dementia care. The Kitakanto Medical Journal,62: 23-29; 2012.
9) Lafreniere D, Mann N.Anosmia. Loss of smell in the elderly. Otolaryngol Clin N Am, 42: 123-131; 2009.

9 アクションリサーチ

1 アクションリサーチとは

研究者と職員が協働して、現場で生じている問題や状況（よい点も含む）を探索し、解決を図るアクションプラン（行動計画）を立案、実践、評価する研究法です。この研究は、現場のケアを変化させる、改善、改革する目的も持っています。

2 アウトカム評価とアクションプラン

①アウトカム評価とは

ケアの質は、構造（ストラクチャー）、プロセス、アウトカムの３点から評価されます。過去を振り返ると、わが国の病院や施設、在宅サービスでも、評価は構造とプロセスに重点をあてていました。しかし現在は、ケアした結果、成果、つまり、アウトカムからの評価が求められています。アウトカム評価は２時点の変化で評価されます。例えば、４月１日時点では５m しか歩けなかった。６月１日時点では 10m 歩けたのであれば、それは、「改善」とアウトカム評価されます。不安得点が 20 点だったのが、70 点になれば、それは「悪化」、変化がなければ「維持」と評価されます。

②アクションプラン

悪化をなんとか食い止めたい、改善したいと考えて立案されるのがアクションプランです。これは職員の行動計画を示すものです。プランにはメンバー、プランの種類（改善と強化）、実践期間、目指すべき成果（目標）、問題点・強化の分析、実行プランが明記されます。ここでいう強化とは、よいところをさらに強化するという意味です。問題の改善だけでなく、よいところをさらによくするアクションプランも含まれます。

看護計画（ケアプラン）との違いですが、看護計画はその患者の問題点を解決するプラン、ケアプランは利用者のニーズに沿ったプランです。アクションプランは、標的とするアウトカムを定めて、それを高めるために職員が行動を起こすプランです。シンプルな簡易版アクションプランもあります。

③アクションリサーチのサイクル

現場の問題を探索し、アウトカムを高めるためのアクションプランを立案、実践して、再びアウトカム評価を行います（図１）。P（plan、計画）から、D（do、実行）、S（see、評価）へと回転させるこのサイクル（PDS サイクル）を流動的に行うのが、アクションリサーチです。固定された決められたケアのプログラムを実践する介入研究と違って、流動的に変えられるのが特徴です。経営の分野では定着していますが、医療界では最近、

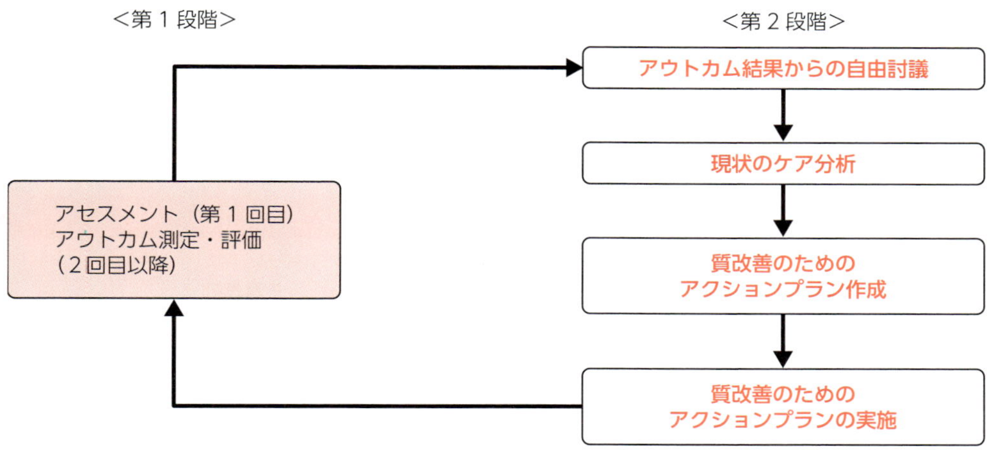

図１　アウトカム評価とアクションプランの関係

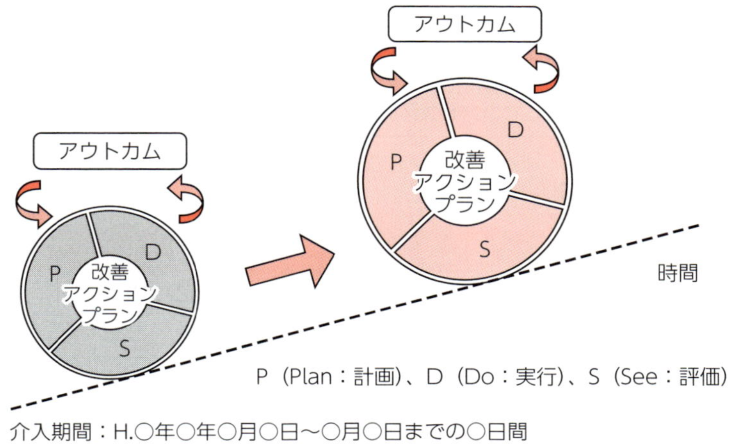

図２　アクションリサーチの枠組み

注目されている手法です。

④アクションリサーチは簡単な方法からやっていく

なんだか、大変そうと思われるかもしれませんが、簡単です。初心者は、事例を１人にしたり、アクションプランの内容を誰もが実践できる簡単なプランからはじめるとやりやすいです。慣れてきたら、その病棟の患者さん、その病院全体へと対象を広げ、それと同時に協働する職員も広げていきます。プランも簡単なものから、専門的な内容に変えていきます。

⑤アクションリサーチの例

アクションリサーチの例を資料２パワーポイントで示します（86 ～ 87 頁）。これも、私の教え子の学生がまとめた卒業研究です（一部改変）。彼女は研究テーマを探しに施設に足を運んだときに、レクリエーションに参加しない高齢者をみつけます。そして、職員に尋ねると、普段から大声を上げ職員が困っていることを知ります。そこで、その高齢者の方の問題点に隠されたニーズを探求するためにプロセスレコード方法を設定し、それを解決すべきアクションプランを立案しました。最初はプランの評価も思わしくありませんでしたが、プランをさらに改良し、実践していくとよい反応・行動がみられるようになりました。そして、アクションプラン実施前後で私が開発した認知症ケアのアウトカム評価票を使用し、客観的に改善を確認しました。

表3　サービスの質改善のためのアクションプラン（行動計画）の例

＜メンバー＞
1. ○○所長　2.A 看護師　3.B 看護師　4.C 看護師　5.D 看護師　6.E 看護師
7.OT　8.PT　9. ○○研究者
実施期間：平成 24 年 10 月 1 日から平成 25 年 2 月 1 日

1. 目指すべき成果（目標）
移乗の改善

2. プランの種類を○で囲んでください
ⓐ 問題の改善　b. 良さを強化

3. 問題点または強化する点の分析
#1. 移乗における身体動作。残存機能等のアセスメントが未熟である
#2. 移乗できない患者に対する具体的なリハビリ目標やプランが不明確である
#3. 移乗に対するリハビリの実践が担当看護師によってばらばらである
#4. リハビリを進める中での家族に対してのアセスメントや介入に困難を感じている

4. 実行プラン
在宅リハの標準化プログラムを作成し、実施する

表4　簡易版アクションプランの例

A　病院のアクションプラン	B　施設のアクションプラン
目標：月に転倒０件	**目標：**月に摘便０件
メンバー：C 病棟スタッフ全員	**メンバー：**D 棟スタッフ全員
問題点：＃１人で歩く高齢者が多く、１か月に３件以上転倒が起きる。	**問題点：**＃便秘のため摘便すると抵抗が強くスタッフが疲れる。
プラン 1. スノーボード用のヒッププロテクターを着用して、見守る。 2. 食道にソファーを置き、座ってもらい、集団でレクリエーションする。	**プラン** 1. 朝食後、トイレ誘導し、便座に座ってもらう。 2. 日中、こまめに本人に話しかけお茶で乾杯する。スタッフも飲む。

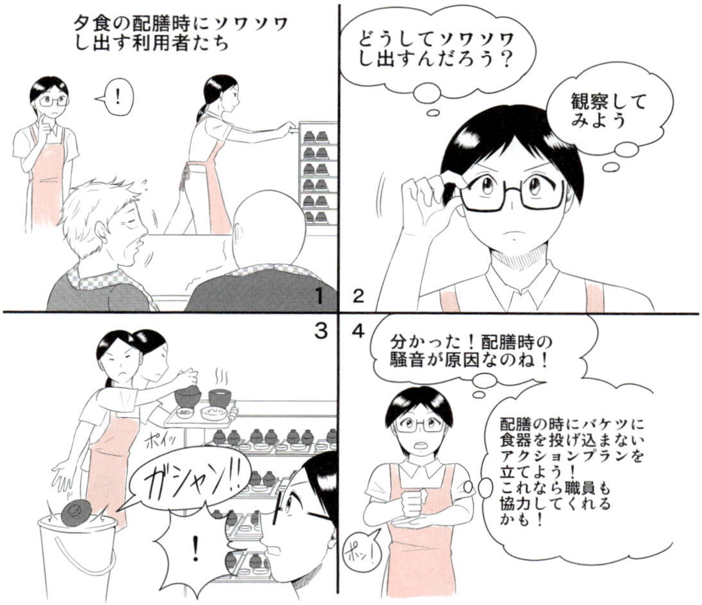

アクションリサーチのひらめき

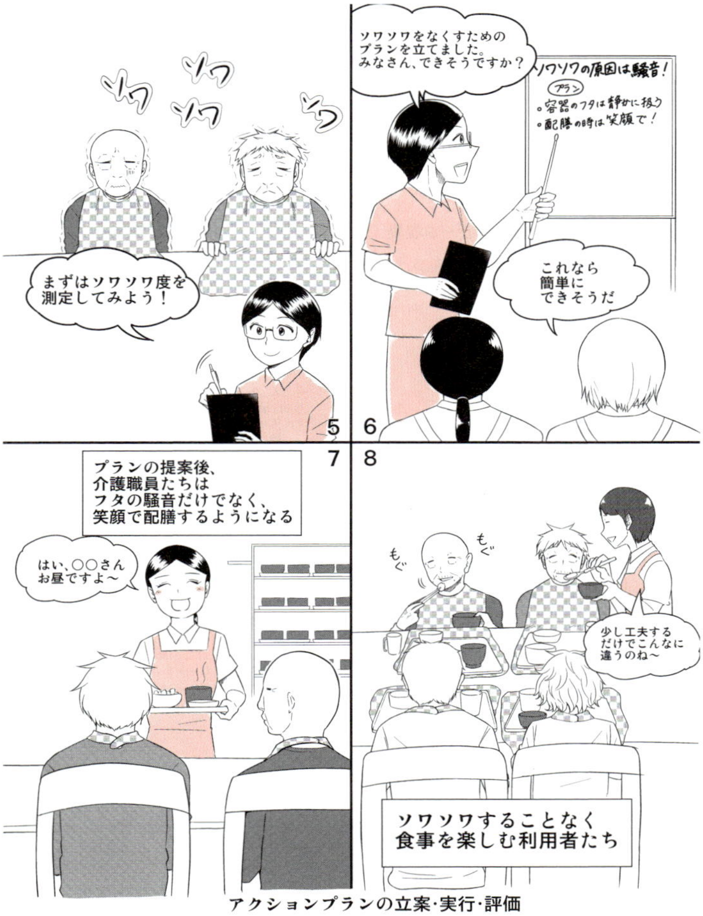

アクションプランの立案・実行・評価

■資料2：アクションリサーチの例（パワーポイントの例）

p.1

レクリエーションを拒否する施設入所高齢者の理由と解決策

元群馬大学医学部保健学科看護学専攻
高橋　陽子
指導教員：内田　陽子

p.2

はじめに

ダイバージョナルセラピーは高齢や認知症のため心身の機能低下の状態から、その人のもてる可能性を見つけて楽しさや幸福感の気分転換を図るものである（日本ダイバジョナルセラピー協会、2004）。

そのセラピーは、音楽やゲームなど、現場ではレクリエーションとして、実践されている。

しかし、認知症のBPSD（行動・心理症状）やその他の理由で拒否する高齢者も見られる。

今回、これらの行動・症状で職員もどう関わってよいのか悩む場面に遭遇した。

これらのことから、高齢者の気持ちを受け止め、ニーズに合わせたレクリエーションを行う必要がある。

p.3

Ⅰ．研究目的

1.レクリエーションを拒否する高齢者の理由や隠れたニーズを明らかにする。

2.その人に応じたアクションプランを立案し職員と協働してケアを行う。

3.ケアについてアウトカム評価を明らかにする。

以上より、拒否する高齢者に対するケアを検討する。

p.4

Ⅱ．研究方法

1．事例紹介

B氏、70歳代前半、男性
平成○年に右脳梗塞を発症、病院に入院治療し、A介護老人保健施設へ入所。
平成○年○月現在、左半身麻痺、要介護度4、認知症高齢者日常生活判定基準Ⅲa。

＜現症＞
レクには1週間のうち2日しか参加しないことが多く、参加しても見ているだけのことが多い。また、思い通りに行かないと大声を出したり暴言が出る場面が1日5～6回みられた。

p.5

2．調査方法とアクションリサーチ

1）拒否行動の調査とニーズ分析
プロセスレコードを用い言動や行動のデータ収集、レクの拒否理由や隠れたニーズ分析

↓

2）アクションプラン立案・実施
ニーズから**アクションプラン**を立案し実行

↓

3）評価
内田の認知症ケアアウトカム評価票を使用

3．倫理的配慮
○大学臨床研究の倫理委員会から承認を受け、利用者及び家族に対し口頭及び書面を用いて説明し、書面による同意を得た。

p.6

Ⅲ．結果

1.プロセスレコードより明らかになった拒否理由

①童謡に対して馬鹿馬鹿しいと言った場面

対象者の言動・行動	学生が思ったこと	学生の言動・行動
		①Bさんは、ご趣味は何ですか？
②歌	③うた？そういえば、カルテに演歌って書いてあったな。	④歌が好きなんですか。演歌とかですか?
⑤うん。よく歌うよ。	⑥でも、レクでは歌ってないな	⑦レクでは歌ってないようですが、何でですか?
⑧……	⑨覚えてないかな	⑩カラオケはしますか？
⑪うん、するよ。「孫」て言う曲。何で～こんなにかわいいのかよ♪歌ってる人、誰だっけ？	⑫「孫」か…。うーん、なんて人だったかな。	⑬う～ん…思い出せないです。調べてきますね。

考察　悪い点：⑦のように歌うことを押し付けるような発言をした。
よい点：⑩のように演歌なら歌うことがわかった
（ニーズ：自分の好きな歌をうたいたい）

p.7

②コーヒーを飲む、飲まないで口論となっている場面

対象者の言動・行動	学生が思ったこと	学生・スタッフの言動・行動
スタッフAさんとコーヒーをめぐって口論となっている。	①また、始まっている	スタッフAによばれ、Bさんのところへ行く。 ②「Bさん、コーヒーのみましょう？」
③出された半分コーヒーを飲む。「**横にしてくれ**」	④またか…今日は駄目かな	⑤「Bさん、**コーヒーのみ終わってないですよ？**…そうだ、昨日、Bさんが知ってるっていってた**曲を持ってきましたよ。きけますか?**」
⑥「ききたくない。**横にしてくれ**」	⑦だめか。	⑧スタッフA「**Bさん、ひげ剃ってないじゃん、ひげそるよ**」ひげを剃る。
⑨「いいよ～やめてくれよ！！」下を向いて拒否。	⑩全てにおいて嫌なんだな	⑪A「そうかい、じゃあいいよ。やらないから。」

振り返り：Bさんの気持ちを無視し、様々な要求をしたので、混乱した。
・「横になりたい」という発言より、つかれやすいのでは？

p.8

2．アクションプランの内容と実践

アクションプラン①・②

アクションプランの主な内容	結果・評価 O：成功　×：失敗　△：一部成功	
①演歌の歌詞カードを渡し音楽をかけて一緒に歌う	×	・歌詞カードだけではうたわない ・「横になりたい」と発言していたときに「歌いませんか」と言うと拒否された。
	○	・音楽をかけるとうたうことがあった。 ・どんな歌を歌うのか、自ら述べることがあった。
②カードゲームを行う。やりたくなければ見学を促す。	×	・「一緒に花札やりませんか？」と誘っても、見学を促しても、「いい」と拒否された。

p.9

アクションプラン③・④

アクションプランの主な内容	結果・評価 ○:成功 ×:失敗 △:一部成功	
③「～したい」という発言が見られたらそのとおりすぐ行う	△	・「横になりたい」「部屋に行きたい」「つれてってくれ」という発言に対してすぐに行えば暴言なくすごせた。 ・できない場合は暴言や車椅子をたたく
④横になるとき2人以上が関わるなどふらつかないようにし、横になったら大丈夫であったかきく。	△	安全にできたと思っても「女じゃだめだ」と発言があった。 →移乗の際に不安そうな顔をしてしまったのが伝わった？ 男性スタッフにお願いしたときは何の発言も見られなかった。

p.10

アクションプラン⑤・⑥

アクションプランの主な内容	結果・評価 ○:成功 ×:失敗 △:一部成功	
⑤本人の横にただいる	○	・ただ横にいるだけなら、Bさんはおちついていた。 ・**半そででいる学生を「寒くないか？」と心配した。** ・**帰りに挨拶（手を振る）をした。** ・**帰ろうとすると「もう帰るんかい?」とさびしげに言うことがあった。**
⑥何か興味を示したらタイミングよくそれをやる（歌やパズルなど）	○	・頼ったり、褒めるとよく歌ってくれた。 ・チップ積み上げゲームに興味を示し一緒に行えた。

p.11

3. アウトカム評価票
（内田の認知症ケアのアウトカム評価票の一部）

アウトカム項目		第1回アセスメント測定	第2回アセスメント測定	アウトカム判定
大項目	小項目			
認知症症状・精神的安定	笑顔	0	0	最高値維持
	周辺症状—精神症状	4	4	維持
	周辺症状—行動障害	2	2	維持
その人らしい生き方の項目	外見の保持	1	1	維持
	あいさつ	2	1	改善
	意思表示	0	0	最高値維持
	コミュニケーション	1	1	維持
	役割の発揮	2	2	維持
	趣味・生きがいの実現	2	1	改善

p.12

Ⅳ. 考察

1．アクションプラン実施における不成功の要因

Bさんの気持ちを受け止めず、要望を押しつけてしまったり、休む暇もなくやってしまった。
➡ **混乱が生じた**

行いたいと思っていること→こちらの都合でできない
➡ **暴言を吐いたり、車椅子を叩く**

自分の感情を表現していた。

p.13

2．アクションプラン実施における成功の要因

「レクをどんどんやろう！！」と思いがちであるが、ただ傍にいて何もせず同じ空間を過ごした
➡ **安心感や信頼関係が生まれた**
気遣い、あいさつの回数が増えた

タイミングよく参加を促した
頼ったり、褒めたりした
➡ **やってみようという気持ちになってくれた**

p.14

3．Bさんとの関わりから学んだこと

1）レク等のケアは無理にすすめない。

2）何もせずそばにいるだけでも信頼関係は築ける。

3）安心できる環境が必要である。

4）タイミングが重要。自分も楽しみながら相手の興味を引く。

5）ときには正面からぶつかることも大切。

p.15

おわりに

本研究に協力してくださった○○施設入所者・Bさんとそのご家族、本研究にご指導・ご助言くださった○○師長さんをはじめ職員の皆様・先生方に深く感謝申し上げます。

＊本スライドは大学内で発表されたが、学会発表されていないものを一部修正して掲載した

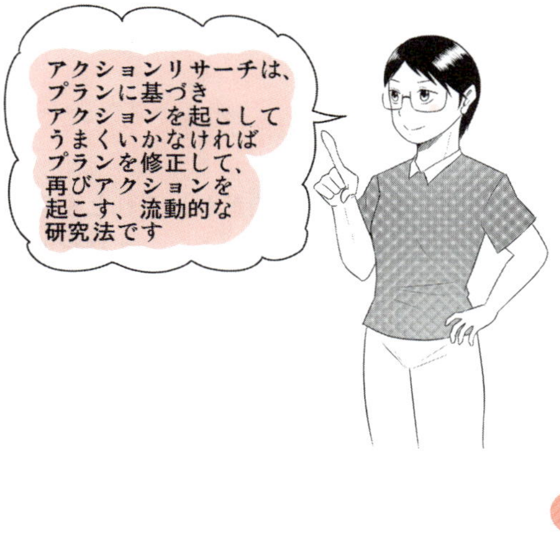
アクションリサーチは、プランに基づきアクションを起こしてうまくいかなければプランを修正して、再びアクションを起こす、流動的な研究法です

VIII 質的研究のまとめ方

1 質的研究とは

アンケートによる調査をコンピュータに入力して統計処理にかける「量的研究」に対して、量ではなく、深さや意味などの質に焦点をあてた研究を「質的研究」といいます。

2 どのようなものが質的研究か

事例研究や面接、観察法を取り入れた研究、プロセスレコードを使った研究、グランデッドセオリー法の研究、エスノグラフィによる研究（民族誌学的研究、文化人類学の研究）など、量的な統計分析が適応できないものが、「質的研究」です。

3 観察法による研究方法

まず、観察法による質的データの収集方法について考えます。

1 観察する対象と場面は

ここでの研究テーマは「臨床実習中の学生が満足する看護師の指導内容」とします。

対象と観察する場面は具体的に設定する必要があります。実習中すべての場面の観察は不可能だからです。例えば、「臨床実習中の学生と看護師によるカンファレンス場面」と設定します。

対象数は１事例だとその対象の個別性に影響を受けるので、同じような対象を複数設定したほうがよいです。

■観察する対象と場面の例

例：対象は成人看護学実習中の学生 10 人と臨床指導に関わる看護師５人
　　場面は臨床実習中の学生と看護師によるカンファレンス場面 10 場面

2 観察者は誰なのか

観察者は研究者か、それとも第三者か、１人なのか、それとも複数なのか、人の目による観察か、ビデオによる観察か、カメラによる観察かなど具体的に書きます。

研究者が観察すると、研究者の意向（仮説）に沿ったデータの収集に偏りがちになる欠点があります。第三者の観察者を設定する場合、その方に観察法を理解してもらうためのオリエンテーションに時間がかかったり、その方たちの価値観にデータが左右されたりします。質的研究では、ありのままを観察することが求められますが、現実には観察者の価値観、意向がデータ収集に影響を及ぼします。例えば、学生に対して否定的な価値観をもつ教員が学生を観察すると、学生の否定的なデータばかり収集する傾向にあります。

したがって、観察者は自分の価値観、物の見方の傾向を知っておいて、観察のトレーニングをしておく必要があります。1人の観察者の場合、その人の価値観に左右されますが、複数の観察者をおいた場合、共通したものをデータとして採択します。いずれにしても観察法の限界をできるだけ少なくし、かつ、どうしようもできない限界があることを知っておく必要があります。

ビデオによる観察は、人よりも長時間観察できる、保存、再生できる利点があります。

しかし、ビデオの設置場所や角度によって観察が限定されること、撮影される対象者が嫌がる、撮影されると意識して通常とは異なる行動をとる可能性がある、すべて映像で撮られ、顔も写るのでプライバシーの問題が発生するなどが欠点です。これらに配慮し、対象者の負担軽減に努めます。十分に対象者への説明と同意などの倫理的配慮を行います。

3 どのような手段でデータを収集するのか

単に人の目で観察するのか、ビデオなどの機器を通じての観察なのか、人による観察では、メモをとりながら観察するのか、それともそのときは観察だけであとで記憶を掘り起こしてメモ書きするのかなど、具体的に方法を考えます。

観察しながら一生懸命記録すると、対象者はすべてを記録されていると意識し緊張します。しかし、あとで記憶を掘り起こすのでは忘れている部分が多く、データが少なくなってしまいます。ですから、それぞれに欠点・利点を踏まえながら方法を考えます。

私が行った観察法による研究では、複数の観察者を設定し、フリーカード（名刺大のカードで何も記載されていない、50 ~ 100 枚でクリップされ、どんどんめくれる）を手渡し、観察時刻と観察したことをどんどん箇条書きに書いていく方法（あまり深く考えず、ありのままに観察したことをどんどんフリーカードに記入していく）をとりました。

言語だけの観察なら、テープレコーダー・IC レコーダーにとる方法もあります。そしてあとで逐語録にしたり、再生してプロセスレコードに再構成する方法もあります。その場合はビデオと同様の欠点があること、その説明と同意などの倫理的配慮を行います。

4 データをどう分析するか

データの分析方法は難しい問題です。収集したデータにどのような特徴や傾向、法則があるのかみつける方法には、まず初歩的な方法として KJ 法やプロセスレコードによる分析があります。

① KJ 法での分析方法

1つの紙に1つのデータを書き、同じようなデータ同士を模造紙の上で集め、島にくくり（円を書きまとめる）、のりづけし（のり付きのふせんを使用してもよい）、ネーミング（名前を付ける）をします。図１では、質問、意見、愚痴とネーミングをしています。

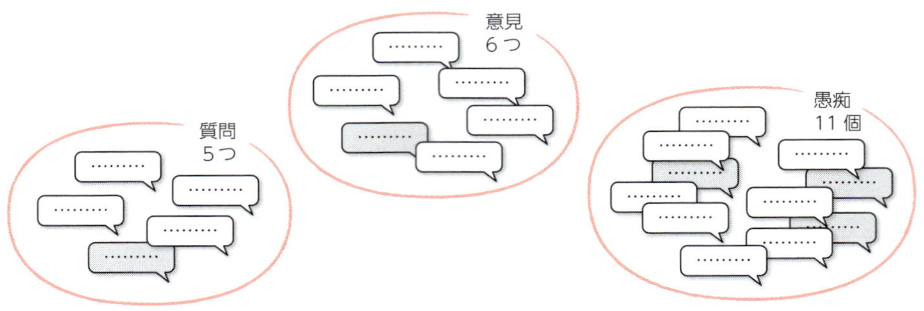

図１　KJ 法でのネーミング例

②データのネーミング

IC レコーダーに録音した言語的データは逐語録に起こし、１つ１つをネーミングし、分類します。例えば、「これは何ですか？」という質問のデータは「質問」と、「患者さんの不安を聞いてあげたらいいですね」のデータは「意見」とネーミングする。そして、ネーミングしたデータをまとめます。「質問」はいくつあったのか、個数も書きます。この作業は表計算ソフト（エクセル）でもできます。データの分類やネーミングは研究者が行いますが、複数の研究者で行ったり、質的研究の権威者（スーパーバイザー）による確認を得ると、信頼性が高まります。

③プロセスレコードとは

プロセスレコードとは、対人関係、特に看護師と患者の相互作用を記録することです。これは主に、①「対象者の言動・反応」、②「ケアする者の考えたこと」、③「ケアする者の言動」に分けて、脚本のように経時的に記述していきます。そして、もう１つの欄には「振り返り（考察）」を設けて①、②、③の関係性について考察を加えていきます。

「認知症高齢者の A さんが食事のときに死にたいと訴える。どのように接したらよいか？」「徘徊しているときにどうかかわっていったらよいか？」など、悩むときに、自分のかかわりも含めて分析する際に役立ちます。プロセスレコードによる分析は、１場面や数場面での分析でなく、関係性や法則がみつかるまで、何度もデータを収集する必要があります。これは質的研究法すべてに共通することだといえます。

１つの研究例を説明しましょう。以下の、表１～３のプロセスレコードから、学生自身が高齢者の真のニーズを捉えることなく、否定したり、強制したり、問い詰めたりする傾向にあることが明らかになりました。しかし、最後の排泄の場面では、相手のニーズを受け止めて、きちんとした対応がとれています。

プロセスレコードにより、その場面が再構成され、振り返ることでそのときにはわからなかった自分の心の動きや、他者の気持ちがみえてきます。そして、よりよい対人関係の発見につながります。これこそが新規性につながり、質的研究ならではの発見といえます。

表 1　認知症高齢者との食事介助の場面（プロセスレコード）

対象者の言動・反応	学生が考えたこと	スタッフ・学生の言動	振り返り（考察）
①食事が済む．「私は大丈夫でしょうか．だって娘が来るまで寝て暇してるくらいしかないでしょ．死んじゃいたいよ」	②死んじゃいたいなんて，どうしたんだろう．	③「そんなことはないですよ．ご飯を食べたばかりだから，少しゆっくりしていましょう」	→否定 死ぬという言葉を否定し，自分の要求を押しつけている
④「・・・．先生，私はどうしたらいいんでしょうか」と言いながら，椅子から立ち上がる． ⑦その後もずっと「先生」とスタッフに言い続けている．	⑤何て言ったらいいのかな・・・	⑥スタッフが「何もしないで，少しここで休んでて」と声をかけ，Aさんを椅子に座らせる．学生も「座ってください」と言う	→強制 転倒してもらっては困ると自分の要求を強制している

表 2　認知症高齢者の徘徊場面（プロセスレコード）

対象者の言動・反応	学生が考えたこと	学生の言動	振り返り（考察）
①車椅子で徘徊している．	②話しかけてみよう．	③「Bさん，どこに行くのですか」	→5W1Hのどこへ(Where)で混乱させている
④「帰りたい」	⑤家に帰りたいんだ．でも目の届かない所に行くのは心配．	⑥「Bさん，今日はここに泊まるんですって．だから帰れないんですよ」	→否定・説得 相手を否定し，説得している
⑦「でも，ドアまで行きたい」	⑧ニーズがあるのだから，一緒に行ってみよう．	⑨「それならあのドアまで行ってみましょう」	
⑩（部屋のドアまで行き，ドアを開けようとするが開かない）「開かないね」	⑪ここが外に出られるドアだと思っているんだろうな．	⑫「開きませんね．戻りましょうか」	→説得およびケア側の都合を優先
⑬車椅子の方向を変え，またこぎ始める．	⑭車椅子をずっとこいでいて疲れないかな．	⑮「少し休みませんか」	→説得およびケア側の都合を優先
⑯テーブルにつくがまた車椅子をこぎ始める． ⑲「別に何ってことはないよ」	⑰まだ少ししか休んでいないけど大丈夫かな．	⑱「今度は何しに行くんですか」	→相手が答えずらい5W1Hの何（What）で聞いている

表 3　認知症高齢者との排泄場面（プロセスレコード）

対象者の言動・反応	学生が考えたこと	スタッフ・学生の言動	振り返り（考察）
①畳で寝ていたが起き，私の方に向かって来る．	②どこに行くのかな．	③男性スタッフが「どうしたの？」と声をかける．	
④「いいんだよ」と怖い顔をする．	⑤いつもと違うな．どうしたんだろう．	⑥こちらに向かって歩いて来たので微笑みかける．	→微笑んで安心を与える
⑦にこりと笑顔になる．	⑧よかった．機嫌が悪いわけではないんだ．	⑨「トイレですか？」と，声をかける．	→真のニーズを予測し具体的に話しかけている
⑩「そう，トイレに行こうね」と，笑顔で言う．	⑪そっか．	⑫「一緒に行きましょう」と，トイレに一緒に行く．	
⑬トイレに一緒に入る． ⑯「寝られたんだけど，トイレに行きたくなってね」→	⑭少しは休めたかな．	⑮「Aさん，ちょっとは寝られましたか」	→真のニーズであった

柴田幸枝．行動障害を持つ認知症高齢者に対する看護学生のコミュニケーションの特徴－自分の陥りやすい傾向と真のニーズ－．群馬大学医学部看護学専攻卒業研究．pp.7-8，2007．指導教員　内田陽子

④カテゴリー化分析

KJ法、プロセスレコードにかかわらず、すべての質的データはカテゴリー化することが求められます。データの要約や中心となることについて、同じようなものはまとめて群にして、大カテゴリー、中カテゴリー等、抽象化のレベルにあわせてカテゴリー化します。そして、それらは表にまとめます。以下の表は、施設入所中の認知症をもつ高齢者の方のニーズを調査するために面接した結果をカテゴリー分類したものです。

表４　認知症高齢者のニーズの特性

大カテゴリー	中カテゴリー
人とつながっていたい	円満な関係でいたい 迷惑をかけたくない 家族と生活したい 頼りになる人が欲しい 好きな人と会いたい 家庭の問題を解決したい
自分で何かやりたい	趣味、生きがい、楽しみをもちたい、やりたい 自己を高めたい 外へ出たい 恩返しがしたい 出来ることは自分でしたい
健康を保ちたい	物忘れをどうにかしたい 死にたくない長生きしたい 痛み・障害を受けとめて よくなりたいがもうだめだ 死んでしまいたい
自分の生活の仕方・ペースを保ちたい	我慢せず、自由にやりたい 早めにして自分でやりたい 以前のような生活をしたい ゆっくり、のんびりやりたい 平らでいたい 自分の物は自分で扱いたい
周囲の人にはこのように自分と接して欲しい	よくして欲しい、やさしくして 話を聞いて欲しい 隠さずはっきり言って欲しい 認めて欲しい、尊敬されたい 気にして欲しい

奥村朱美，内田陽子．介護老人保健施設入所中の認知症高齢者のニーズの特徴．老年看護学，13: 97-103; 2009. p.100 の表を一部改変

4 面接による研究方法

1 構成式面接法および半構成式面接法による面接

面接はアンケートと違って、対象の奥深い気持ち、意見、本音を聞きだすことに有効です。しかし、面接者と対象者の信頼関係、面接者の聞き方や態度も影響されます。そのため、あらかじめどのような質問をするのか、すべての質問を細かく設定する方法（構

成式面接法)、おおまかに質問を決めておくが、相手の状況に応じて質問を変化させる方法(半構成式面接法)をとることになります。

構成式質問法で回答もリッカート式(24頁参照)にするなら、このデータは量的研究として統計処理することができます。ですから、面接時の収集するデータ形式によっては量的、質的研究となるわけです。

まったく質問の枠組みがなく、抽象的な質問で自由に面接していく方法もありますが、慣れていない研究者では難しいです。特に、認知症などの障がいをもった方に対しては、いきなり面接するのではなく、事前に足を運び顔なじみになることが大切です。

2 対象者との信頼関係

面接法だけでなく、すべての研究では、倫理的配慮を行う必要があります。本格的な研究に入る前に、対象者と顔を合わせ説明を十分にして同意を得ます。

テーマ「不妊治療を行う女性とその夫との信頼関係の分析」を行った研究者がいました。その方はアンケートでは人間関係の深い分析ができないため、面接法による質的研究方法をとることにしました。研究者は夫婦の人間関係について面接をするにあたり、助産師として対象機関の不妊外来に、許可を得て何度か通い、本調査に入る前に信頼関係を築くことにしました。そして何組かの夫婦に研究についての面接をお願いするタイミングをつかみ、説明を行いました。その努力もあって同意も得られ、本調査ではトラブルなく面接調査に入れたとのことです。

3 面接時間

面接時間はあまり長いと対象者、面接者とも疲れます。短いと深さのあるデータがとれません。1回15～30分程度、長くても60分が妥当な時間かもしれません。ビデオ、ICレコーダーを使用するときは、対象者に説明し、同意を得ます。そして、面接中の声が外に漏れないように配慮し、収集データは厳重に管理します(鍵のかかる研究室に管理するなど)。面接は、個室でリラックスできる場所で行ったほうがよいです。

対象者のデータだけでなく、観察法もそうですが、面接法においても自分の感情の動きもメモしておくとよいです。これも結果に影響を与える貴重なデータになるからです。

5 関係性を構造化する(構造図、関連図の作成)

質的データの関係性を分析した結果は、それをカテゴリー化し、表と構造図または関連図としてまとめます。これらについてはやはり質的研究の専門家のスーパーバイザーを求めるようにしたほうがよいと思います。次頁の表と図は、長い間老老介護の関係にある主介護者の妻に対して、研究者らが生活を共にして観察やインタビューをしてまとめたものです。

表5　介護継続を可能にするための条件

＊(　)内はコード数

■介護者の条件（111）

大カテゴリー	中カテゴリー	小カテゴリー
ストレスコーピング（45）	自分の時間と、休息方法、ストレス解消法を持っている（28）	人が来るのが楽しみ（5）
		ガーデニングでストレス解消（4）
		飼い犬も協力的で、安らぎになっている（4）
		支度し、放置することもある（3）
		好きなときに買い物に行く（3）
		常時眠れるようにしておく（3）
		自分が疲れたときは、それを言って協力を求める（2）
		友人と食事に行く（2）
		買い物でストレス解消（2）
	介護を負担と感じない（17）	料理が好きで被介護者の食事も苦でない（6）
		被介護者が倒れる前は忙しく、それに比べると楽（4）
		自分が糖尿病のため、動く介護はリハビリと思う（4）
		病院よりも家のほうが自分のペースでできるので楽（3）
介護スキル（44）	発症時の介護の工夫（12）	咳が出たら、塩湿布を夜 30 分おきにする（7）
		下痢のときは、味噌汁に片栗粉を入れて飲ませる（3）
		褥瘡は、バケツに清拭薬を入れて清拭（2）
	食事・水分摂取時の介護の工夫（10）	重いガラスカップの中に、ご飯とおかずを混ぜて入れる（5）
		お腹を壊さないように、野菜をたくさん入れない（3）
		水分は、ストローで自分で飲ませる（2）
	過去の介護経験から得たもの（8）	経験から方法を覚えた（3）
		自分の介護に自信がある（3）
		病人の気持ちが分かる（2）
	季節ごとの介護の工夫（5）	夏、特有の工夫（3）
		気温の変化への対応（2）
	被介護者の残存能力の活用（5）	左が利くので、右を向かせて柵につかまらせる（3）
		あまり手伝わない（2）
	時間の有効活用（4）	一度に複数のケアを実施（2）
		朝に夕食の準備をする（2）
判断能力（14）	サービスを評価し、選ぶ（8）	ヘルパーは自分のペースに合わないため、使用しない（4）
		被介護者は、訪問入浴サービスを月 2 回のみ使用（3）
		負担がかかる部分はサービスを利用する（1）
	発熱を起こす前の気づき（3）	熱が出たら、自分で看護しないですぐに医者に行く（3）
	エアマットの不使用（3）	エアマットは良くない（3）
その他（8）	息子に手がかからない（5）	息子は何事も文句を言わない（3）
		息子が休みの日も何もしなくていい（2）
	体調が良好に保たれている（2）	糖尿病の合併症もないし、風邪も引かない（2）
	経済的に豊か（1）	被介護者が倒れてから土地を高く売った（1）

■コミュニケーション（32）

大カテゴリー	中カテゴリー	小カテゴリー
コミュニケーション（32）	夫婦だから遠慮なく言える、できる（19）	「クソ親父」と笑って言う（11）
		痛いといわれても自立を促すために遠慮なく動かす（8）
	愚痴を言わないし、被介護者も言わない（7）	愚痴を言うことがないし、被介護者も文句を言わない（7）
	相手を怒らない（6）	優しくし、怒ったり怒った顔をみせない（5）
		安心させる（1）

■被介護者の条件（13）

被介護者の状態（13）	被介護者の体調や体力がよい（7）	風邪をひいたことがない（3）
		薬を何も飲んでいない（2）
		しっかり食べ、飲む（2）
	被介護者の回復・改善の兆しがある（4）	テレビの文字を読むようになった（3）
		感情表現をするようになった（1）
	被介護者が夜間良眠する（2）	夜中（介護者を）起こさない（2）

原舞子．高齢者による長期介護継続を可能にするための条件．群馬大学医学部看護学専攻卒業研究，pp.9-10、2004．指導教員　内田陽子．より引用

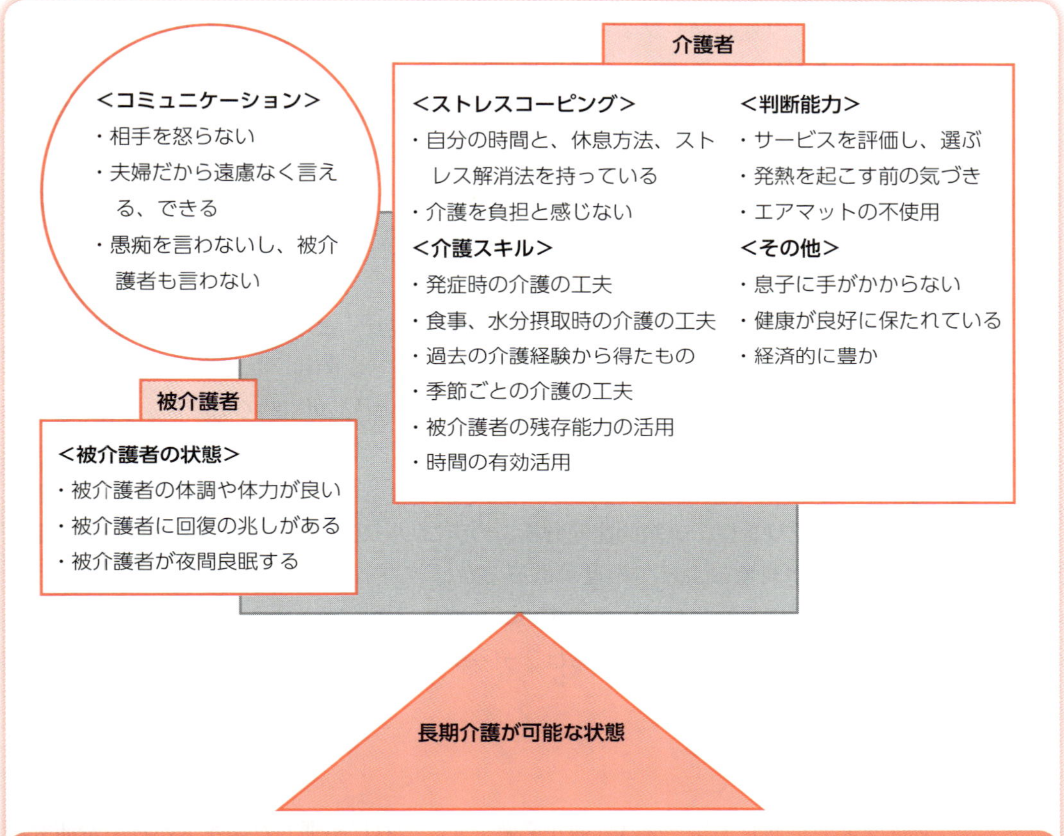

＜コミュニケーション＞
・相手を怒らない
・夫婦だから遠慮なく言える、できる
・愚痴を言わないし、被介護者も言わない
介護者
＜ストレスコーピング＞
・自分の時間と、休息方法、ストレス解消法を持っている
・介護を負担と感じない
＜介護スキル＞
・発症時の介護の工夫
・食事、水分摂取時の介護の工夫
・過去の介護経験から得たもの
・季節ごとの介護の工夫
・被介護者の残存能力の活用
・時間の有効活用
＜判断能力＞
・サービスを評価し、選ぶ
・発熱を起こす前の気づき
・エアマットの不使用
＜その他＞
・息子に手がかからない
・健康が良好に保たれている
・経済的に豊か
被介護者
＜被介護者の状態＞
・被介護者の体調や体力が良い
・被介護者に回復の兆しがある
・被介護者が夜間良眠する
長期介護が可能な状態

図2　長期介護継続のための条件における構造図

原舞子．高齢者による長期介護継続を可能にするための条件．群馬大学医学部看護学専攻卒業研究，pp.9-10、2004．指導教員 内田陽子　より引用

6 グラウンデッドセオリー法

1 グラウンデッドセオリー法とは

グラウンデッドの意味はグランド、つまり、「地」のことで、「地を這って、研究する理論」といえます。研究者は現場のフィールドに足を運び、地を這って情報収集をして（観察法やインタビュー法等で）、誰もが発見していないものをみつけていきます。

2 データ分析

この方法は特別なデータ分析過程があります。それは、オープンコーディング、カテゴリーの生成、理論的サンプリング、継続的比較分析、カテゴリーの洗練、コアカテゴリーの選定という手順です。

3 分析手順

①オープンコーディング

録音したデータ逐語録やフィールドノートに書かれているデータそのものを、何度も読み込み、書かれていることを忠実に把握します。そして、1行1行その重要な内容をピックアップします。注意することは、いきいきとした生きた言葉を、抽象的な名前にしてしまうとその意味が失われるので、抽象化するよりもそのまま抜き出して、コードすることです。データのまとまりに名前をつけることを「ネーミング」、コード（記号）を付けることは「コーディング」といいますが、本質は同じです。

②カテゴリの生成

コードだけの一覧表を作成し、その内容をカテゴリーとして生成します。「データからカテゴリーを見い出し、生成する帰納的方法と、つくり出したカテゴリーが現象を説明できるかを検討する演繹的な思考を絶えず行うこと *」が求められます。

＊グレッグ美鈴，麻原きよみ，横山美江編著．よくわかる質的研究の進め方・まとめ方・看護研究のエキスパートをめざして．医歯薬出版，東京，p.81，2008．より引用

③理論的サンプリング、継続的比較分析、カテゴリーの洗練、コアカテゴリーの選定

カテゴリーが対象によって相違があるのか、どのように影響しあうのか、さまざまな要因やその程度を検討していきます。コアカテゴリーはすべてのカテゴリーに関連し、中心となるカテゴリーです。これらは、データの1行1行に含まれる要素が忠実に反映されていなければなりません。

4 訓練の重要性

グラウンデッドセオリー法は訓練が必要です。それに精通したエキスパートや研究者の指導を受けましょう。最近は、この方法の講習会も開催されています。私は、この方法の専門家でないので、この方法の説明はこのぐらいにして、詳しくは専門書に譲ります。

7 エスノグラフィー法

1 エスノグラフィー法とは

文化人類学、社会学の用語で 、集団や社会の行動パターンや習慣、生活の仕方等を現地のフィールドワークによって明らかにする研究法です。

2 どんなテーマが適用するか

例えば、僻地農村における独居の認知症高齢者、都会暮らしでの独居の認知症高齢者の生活行動、老老介護（互いに老人が介護者、被介護者）の介護の様子をテーマとします。そこには、まだまだ隠された秘密が眠っています。それを明らかにして、現在の超高齢社会に対応しようとする研究です。

3 その文化に身を投じて調査する

私は 20 年前に、「障がいをもつ高齢者が、なぜ都会の中で 1 人暮らしが可能なのか？」その疑問をもち、1 人の高齢者を調査したことがあります。そのときは、本人の許可を得て、寝泊りをともにしながら、観察したことをフィールドノートに記録していきました。もちろん、事例とは信頼関係を築いて、覚悟をもって望みました。観察は自分の先入観で大事なデータをとり損ねないように注意しました。結果、ストレス解消手段をもっていること、情報を探し出したり、助けを求めたりすることができることなど、共に生活をしなければわからないセルフケアの真実がみえてきました*。

＊内田陽子．一人暮らしの老人のセルフケア能力の検討．看護技術，40：1533-1538；1994.

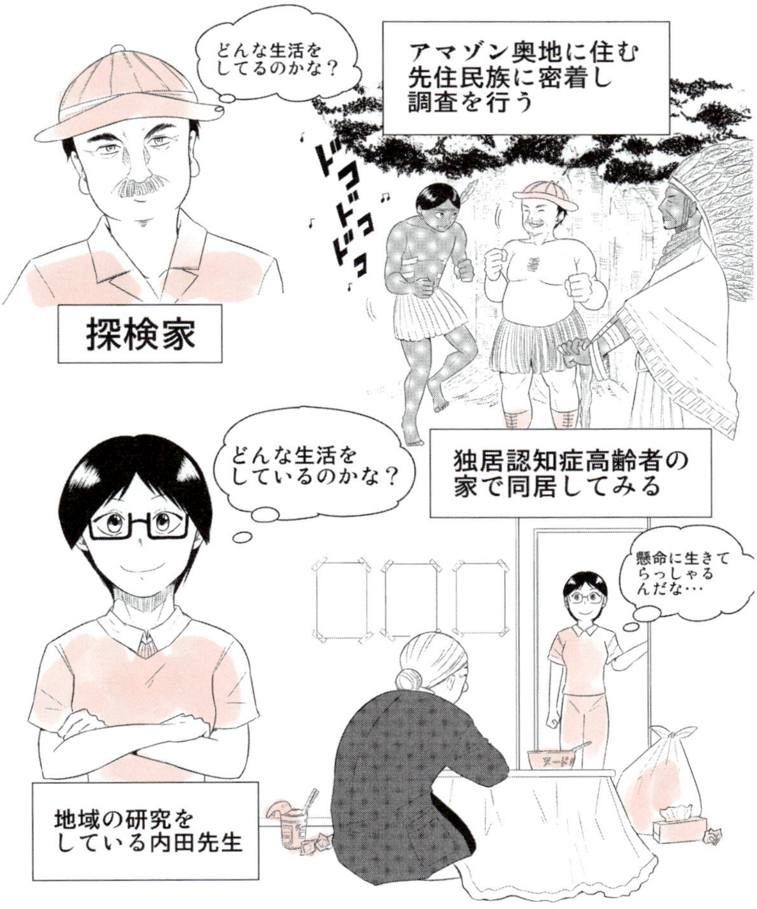

IX 統計の処理・方法

統計といえば頭が痛い部分ですが、簡単に説明します。なお、私は統計の専門家ではないので、内田陽子流入門編として説明していきます。詳細を知りたい方は、統計の専門書を読み確認されることをお勧めします。

1 質的データと量的データを分ける

アンケートの項目に対する回答は、「質的データ（点数化できないデータ）」か「量的データ（点数化できるデータ）」なのか、まず分類をしてください。性別は質的データです。患者番号は質的データです。年齢は量的データです。量的データは平均値を算出する意味があります。しかし、質的データは平均値を算出しても意味はありません。質的データである性別（男 1、女 2 で入力）の平均値を算出して、1.5 だったという結果は意味がありません。退院計画実施群の在院日数の平均値が 8.5 日から 4.8 日になった場合、量的データとして意味をもちます。

■復習のための課題

以下のデータは質的ですか、量的データですか？

①患者さんが歩いた距離	回答例：5m	答え：量的データ
②看護師さんは既婚か未婚かのデータ	回答例：既婚	答え：質的データ
③ 100 点満点の患者満足度のデータ	回答例：80 点	答え：量的データ
④介護者は誰かのデータ	回答例：嫁	答え：質的データ

2 統計データの種類

本章では統計データを質的データと量的データに区別しました。質的データは、定性的データ、カテゴリーデータ、カテゴリカルデータとも呼ばれます。また質的データには、名義尺度と順序尺度が含まれます。名義尺度はカテゴリーデータのことをいい、順序尺度は順序カテゴリーデータともいわれます。量的データは定量的データともいい、間隔尺度（距離尺度）と比率尺度（比例尺度、比尺度）が含まれます。

3 コンピュータにデータを入力する

1 統計解析ソフトを選択する

データはコンピュータに入力します。研究論文には統計の分析方法と使用したソフトを明記します。

まず統計解析ソフトを使うには、それを購入して、コンピュータにインストールする必要があります。ここでは、統計解析ソフト「SPSS」について説明します。表計算ソフト「エクセル」に似ており、データは表に入力していく仕組みになっています。

2 回答データを数字に変換する

データは「数字」に変換して入力します。例えば、「男性」のデータなら「1」に変換し入力、「女性」なら「2」に変換し入力します。「内科」は「1」、「外科」は「2」、「整形」は「3」など。年齢は実数を尋ねて回答させた場合、そのまま入力します。実数でなく、64 歳以下と 65 歳以上と分けて、どちらかを尋ねた場合、「64 歳以下」は「1」、「65 歳以上」は「2」と入力します。１枚のアンケートに対して回答にはすべて「１」「２」などの数字を振っておくことです。回答紙に入力した数字の意味を忘れないようにきちんと明記しておいてください。「１は男だっけ？女だっけ？」と混乱しないようにしておきましょう。また、アンケートを作る段階で、回答に数字を振っておくと、入力のときに便利です。

3 縦軸には事例番号、横軸には変数名を入力する

統計解析ソフト「SPSS」でも、表計算ソフト「エクセル」でも表の入力は、縦軸には事例番号、横軸には変数名を入力します。変数はアンケートにおける質問項目にあたります。それに名前を付けると変数名になります。事例番号は、事例の名前にあたるものですが、プライバシー保護のため、名前は、入力しません（アンケートも無記名）。ですので、名前の代わりに１、２、３と番号を打つのです。ID 番号にあたるものです。ただ、カルテの ID 番号を入れると患者名がわかるので、研究者が集計用の番号を付けます。最初のアンケートの質問が「あなたの年齢はいくつですか？」の設問でしたら、変数名は「年齢」とネーミングします。「あなたが入院している病棟はどこですか？」であれば、「病棟」とします。「看護師さんの応対は満足しましたか？」であれば、「看護師の対応」とします。とにかく、長い質問に対して簡潔なネーミングをして、それを「変数名」とし、横軸に入力していきます。

どのような質問がどのような変数名になり、それぞれの回答にはどう数字を振ったのか、それらの一覧表、つまり「変数表」を別紙に作成しておくと分析のときに便利です。

4 データをそのまま表に事例番号順に入力していく

まずはアンケートが有効であったかを１枚１枚点検します。欠損値の多いアンケート

回答は取り除く作業をします。そして何人中何人取り除いたのか明記します。これが有効回答率となります。次に、有効なアンケートに通し番号を振っていきます。これが縦軸の事例番号となります。事例が多い場合は50人ずつとか束にして紐やクリップなどでくくり、めくりやすいようにしておきます。

縦軸に事例番号、横軸は変数名ですから、それにそって、ソフト画面の表にアンケートの1つ1つの答えを入力していきます。答えは数字化して、「数字」で入力していきます。

複数回答を選択する問題の場合はどう入力するか、迷うと思います。「あなたの悩んでいる症状にすべて○をしてください」という質問は複数回答になります。例えば、回答が、「頻尿、失禁、残尿感」と3つある場合、横軸に設定されている「変数名」を「頻尿」「失禁」「残尿感」と3つに分けて1つ1つ変数名欄を設定し、○が記入されているものを「1」、記入なしを「2」として入力します。つまり、複数回答のすべてを変数設定し、それぞれの回答は「該当する、しない」の2種類に変換し入力します。このデータは質的データになります。「1」にするか、「2」にするかは自由で、「0」でもかまいませんが、欠損値との区別をしておく必要があります。詳しくは「SPSS」の教本をみてください。

入力は正確に入れる必要があります。私は近年、目が疲れやすくなり、若い人に入力してもらい、それを確認することが増えました。入力を専門とする業者もいます。金銭的なことをよく考えて、依頼を検討します。しかし、依頼ばかりしていると基本的入力への理解が乏しくなります。アンケートを1枚1枚みてデータの記載を直接自分の目で確認することはとても大切です。

表1　パソコンに入力するデータ表

→ネーミングした変数名を入れる

↓事例番号

事例番号	性別	年齢	所属	満足1問	満足2問	頻尿	失禁有無	残尿感
1	1	45	1	5	5	1	1	2
2	1	67	2	4	4	1	2	1
3	2	68	1	5	5	1	2	1
4	2	45	3	2	5	2	2	1
5	21	67	2	5	5	1	1	1
6	1	56	1	5	4	2	2	1
7	2	89	1	4	5	1	2	1
8	2	67	3	3	3	1	2	2
9	1	78	2	5	5	2	2	2
10	2	84	1	2	5	1	1	1

データミス発見！
(性別は男1、
女2で入力しているはず)

患者の氏名を入力
するのではなく、
番号をふって入力する

年齢は実数をそのまま入力してもよいし、
64歳以下を1、65歳以上を2として
入力してもよい。この場合、量的データから質的データになる

症状はあり1、
なしは2と入力

大変満足	かなり満足	どちらともいえない	かなり不満	とても不満
5	4	3	2	1

尺度の回答番号を入力する

4 基礎的統計の処理を行う

1 まず最初に算出すること

データを入力し終えたら、次に基礎的な統計処理に取り掛かります。まずは、①度数と割合（何人が回答したか、例：男性 30 人（30%）、女性 70 人（70%））、その分布（度数分布表や箱ヒゲ図）、②代表値の算出（平均値、標準偏差、中央値、最大値、最小値など）の算出を行います。これらは記述統計の一部になります。記述統計はデータの傾向や性質、特徴を把握し、記述する手法です。

統計解析ソフトを使用すれば、すぐに結果が表示されます。短時間で正確です。

2 度数とその割合

すべての変数に対して、度数（n）（各回答に何人いたか。n は人数を示す。大文字・小文字どちらかで表示）とその割合（%）を算出します。そのとき欠損値も何人いたかを割合で確認します（表２）。欠損値が多い回答はあまり好ましくない回答であり、多い場合、変数から除外します。また、入力ミスもみつけます。「1」の入力を間違えて、「21」とした場合、「21」の人数も表示されますので、アンケートの回答を確認して入力し直します。

表２　度数分布表

		度数(n)	パーセント(%)	有効パーセント	累積パーセント
有効	.00	4	1.6	1.6	1.6
	1.00	24	9.3	9.6	11.2
	2.00	49	19.1	19.6	30.8
	3.00	59	23.0	23.6	54.4
	4.00	34	13.2	13.6	68.0
	5.00	29	11.3	11.6	79.6
	6.00	46	17.9	18.4	98.0
	7.00	5	1.9	2.0	100.0
	合計	250	97.3	100.0	
欠損値	システム欠損値	7	2.7		
合計		257	100.0		

SPSS 画面をもとに作成

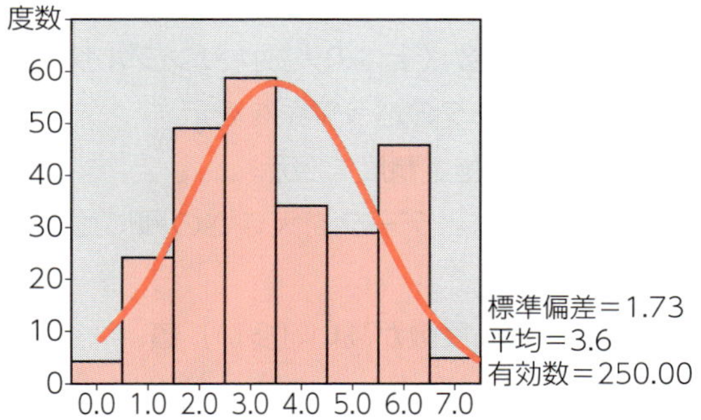

SPSS 画面をもとに作成

図１　ヒストグラム（正規曲線付）

次に度数分布表のヒストグラム（正規曲線付）をみます。統計解析ソフトならこれも瞬時に表示されます。それをみて、回答が正規分布しているかどうかみます。正規分布とは、きれいな山のように中央に山の頂点があり、左右同じように、なだらかなカーブで裾広がりしているものです。正規分布しているかどうか確認し、正規分布している変数としていない変数を区分しておいてください。それにより検定方法が違ってきます。

外れ値の確認は「箱ヒゲ図」をみるとわかります。本当にまったく意味がない外れ値は除外します。しかし、意味のある外れ値は入れておきます（例：所得調査で高額所得者が２人いたとき、全体の割合も（母集団）このくらい高額所得者がいると考えられている場合は入れる)。外れ値の人数やその値は全体の人数に対してどのくらいの影響度があるかも確認します。明らかな単なる入力ミスと思われるデータは除外します。

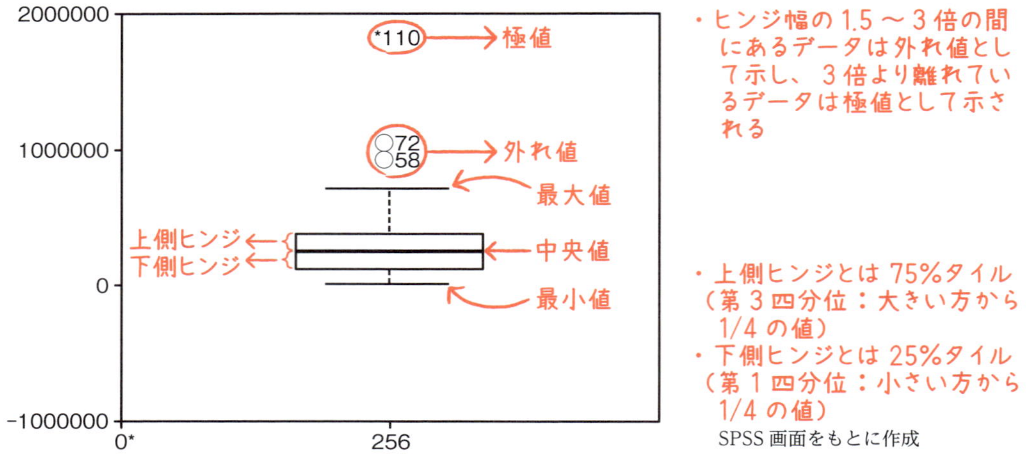

SPSS 画面をもとに作成

図２　箱ヒゲ図

3 代表値の算出

次に代表値の算出に入ります。平均値、中央値、標準偏差、標準誤差、最大値、最小値などを算出します。ここで注意することは、この代表値は主に量的データに対して行われます。質的データ（例：性別）は平均値や中央値を算出しても意味がないからです。

■代表値

①平均値（mean といい m で略す）：総和÷度数（全体の人数・サンプルサイズ）
②標準偏差（standard deviation；SD）：データのバラツキを表示
③標準誤差（standard error；SE）：平均値の推定精度を表示
④中央値（median）：メディアンともいいます。データを大きさの順に並べたときに真中にくる値
⑤最頻値（mode）：モードともいいます。最も度数が高い（多い）値
⑥最大値：その領域で一番最大の値
⑦最小値：その領域で一番最小の値

⑧歪み（歪度、skewness）：データ分布の曲線がゆがんでいないか確認できる、1以上は右に傾く、つまり曲線の左右の歪みを表示、正規分布は0となる
⑨尖り（尖度、kurtosis）：データ分布の山の高さが高く鋭くなるか、低くなるか、上下の関係を示す。正規分布は0となる（定義によって異なる）
⑩外れ値：他の値から大きく外れた値

平均値（m または M）は必ず標準偏差（SD）と一緒に明記します。標準偏差（SD）はデータのバラツキを表示します。例えば、「30 人の研究対象の年齢は 78.9 ± 13.8 歳」と文章で説明されますが、78.9 が平均値、13.8 が標準偏差となります。

表3　代表値の算出

		統計量	標準誤差
全体費用	平均値	275117.828	13775.4820
	平均値の 95% 信頼区間 下限	247989.626	
	平均値の 95% 信頼区間 上限	302246.030	
	5%トリム平均	258329.344	
	中央値	221500.000	
	分散	4.858E+10	
	標準偏差	220407.712	
	最小値	.00	
	最大値	1,800,000	
	範囲	1,800,000	
	4 分位範囲	259867.500	
	歪度	1.934	.152
	尖度	3.398	.303

この場合、正規分布していないので中央値を代表値とする

尖度が高く上下に度数が分布していることがわかる（最大値と最小値の差 大きい）

正規分布は 0 となる。1 を超えるなら正規分布していない

SPSS 画面をもとに作成

標準偏差（SD）と標準誤差（SE）の使い分けについてですが、データのバラツキは標準偏差、精度を示すなら標準誤差を平均値と一緒に表記することです。「特に複数群の平均値間の有意差検定の結果を、一緒に表記する場合には、平均値の信頼精度を示すために SE を表記する必要がある*」といわれています。

＊浜田知久馬．学会・論文発表のための統計学－統計パッケージを誤用しないために－．真興交易医書出版部, 東京, p.57, 2001．より引用

代表値の算出には多くの場合、平均値が使用されます。しかし、正規分布していないデータや外れ値のあるデータの場合、中央値を使用します。中央値はこれらの条件に左右されにくいからです。SD と SE の特徴は「SD は生データのバラツキを表しますので、サンプルサイズ（n）を変えても本質的には値は変わりません。これに対し、SE は $1/\sqrt{n}$ のオーダーで小さくなり、n を大きくすればいくらでも推定精度が高くなるため小さくなります。SE は n に依存した尺度ですので、使用する場合には、n がいくつであるか明記する必要があります*」といわれています。

＊浜田知久馬．学会・論文発表のための統計学－統計パッケージを誤用しないために－．真興交易医書出版部, 東京, p.57, 2001）

4 度数と割合、代表値の算出でとりあえず論文は書くことができる

度数と割合、代表値が算出できれば、とりあえずの論文は書くことができます。しかし、その論文は単純な実態調査のレベルでの研究ということになります。「この回答をしたものは何人（何%）でした」「対象の平均年齢はこうでした」という報告です。

5 次のステップ：応用の分析方法

1 有意差検定（p 値、有意水準）

それでは、院外、全国レベルの学会の論文はどうかといえば、次のステップ、つまり、統計的検定が求められます。検定とは「ある変数」と「ある変数」との関係はどうか、「ある変数」と「ある変数」の平均値には差があるのか、という仮説立証する分析です。例えば、実験群の不安の平均値は 1.2 点、コントロール群のそれは 2.0 点とします。その差は目でみると実験群が不安は低いが、本当に差があるのか、それとも統計学的に確率を考えて分析しても有意な差がみられるのか。このことをきちんと立証するために検定にかけるのです。つまり検定の結果は、有意差ありなしの 2 種類の判定ができるのです。

「実は統計的な検定ではデータの差の『有り難さ』を確率で測ります。そのための指標が p 値です *」

＊浜田知久馬．学会・論文発表のための統計学－統計パッケージを誤用しないために－．真興交易医書出版部，東京，p.69，2001．

よく論文に「*p<0.05、**p<0.01」という表示がありますね。これは統計的に有意な差がみられたかどうか、きちんと検定にかけられたものであることを示します。例えばコントロール群 40.5 ± 12.0 点、実験群 45.3 ± 11.8 点のデータを目でみれば差がありますが、統計的に検定をかければ p ＝ 0.54 であり、差はないということもよくあります。したがって、有意差検定を行う必要があるのです。

p 値とは偶然によってデータの差が生じる確率を意味します。p 値が大きいときは、偶然でも起こりそうな差が存在する、p 値が小さいときは、偶然では起こりそうにない差が存在することを示します。仮説（例：この変数と変数には関係がある、差がある）は偶然ではないということを立証するのですから p 値が小さいほうがよいのです。有意水準とは p 値が小さいかどうかを判断する基準で、通常は 5 %（p<0.05）に設定されることが多いです。また、p 値は * の印で表示することが多いです。「*p<0.05、**p<0.01」と設定して、* 印を付けています。ですが、きちんと p 値の実数を明記することを求める論文もあります。

度数（対象数）が増加すると p 値が小さくなる傾向があります。したがって、有意な差を求めたいのなら、度数を増やす必要があります。しかし、いくら増加しても差がないことも多いです。

片側検定、両側検定どちらを採用するかですが、通常は両側検定を採用します。片側検定とは、仮説の棄却域が片側にある検定で、両側検定とは、仮説の棄却域が両側にある検定です。どちらかといえば片側検定のほうが有意となりやすいようです。ですから、この研究は片側検定、両側検定どちらを採用するかを決め、それを図表に明記しておきます。

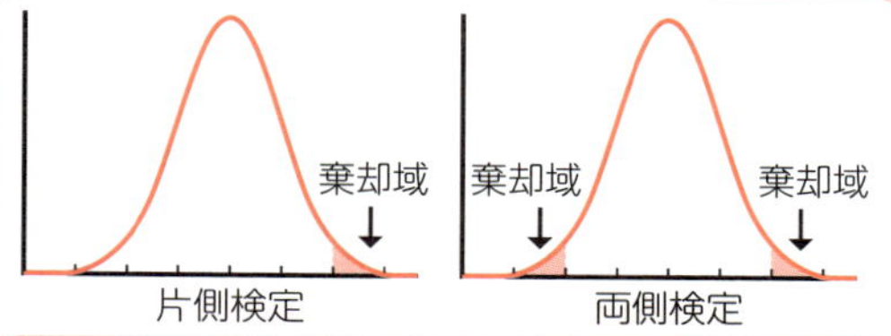

図3　片側検定と両側検定

片側検定は対象者の平均値が母集団のそれより大きい（小さい）のを確かめるときに使われます。両側検定は対象者の平均値と母集団の平均値に差があるかどうかを確かめるときに使われます。

2　χ^2検定（カイ2乗検定）

「質的データ」と「質的データ」の度数と割合についての関係を分析するときにはχ^2検定を行います。

例えば、「性別」と「糖尿病をもつ、もたない」の関係を調べるとき、この場合の仮説は、「性別は糖尿病に関係がある、仮説：男性のほうが糖尿病は多い」というものです。検定を行うときには必ず、変数と変数との関係（組み合わせ）や仮説を立てて行います。

■例

仮説：	介護者のある患者はせん妄の問題が生じない
検定→	「介護者あり、なし」（質的データ）と「せん妄あり、なし」（質的データ）の変数間でχ^2検定
仮説：	内科病棟の看護師は外科よりも教育を受けている
検定→	「内科病棟所属あり、なし」（質的データ）と「教育あり、なし」（質的データ）の変数間でχ^2検定
仮説：	男のほうが女より腰痛体操が継続する
検定→	「男女（変数名：性別）」（質的データ）と「腰痛体操継続あり、なし（変数名：腰痛体操）」（質的データ）の変数間でχ^2検定
仮説：	訪問看護ステーションの患者のほうが、訪問介護ステーション・通所リハの患者よりも脳血管疾患をもっている割合は高い
検定→	「訪問看護ステーション、訪問介護ステーション・通所リハ（変数名：所属）」（質的データ）の変数と「脳血管性疾患をもつ、もたない（変数名：主疾患）」（質的データ）の変数間でχ^2検定

いずれの変数も質的なデータ同士の関係ですから平均値などの算出は意味がありません。この質的データと質的データを分析するχ^2検定は、非常によく行われている分析方法です。

χ^2検定は次頁の表のように、クロス表で算出されます。変数と変数の関係ですから、

クロス表ができます。そして、クロス表によって出たデータをセルといいます。例えば、「仮説:男のほうが女より腰痛体操が継続する」でしたら「男、女」と「腰痛体操継続あり、なし」の変数の関係、クロス表ができます。そして、そのクロス表でのデータは「男、女」と「腰痛体操継続あり、なし」の関係ですから、2×2＝4つのセルができます。

表4　クロス表の例その1

	男	女
体操継続する	30	20
体操継続しない	20	30

仮説：内科患者は、耳鼻科、整形外科、泌尿器科、皮膚科の患者より外来に不満をもつ者の割合は高い

「耳鼻科、整形外科、内科、泌尿器科、皮膚科（変数名：所属)」の変数と「不満あり、なし（変数名：不満)」の変数の関係では、5×2＝10、10のセルができます。

表5　クロス表の例その2

	耳鼻科	整形外科	内科	泌尿器科	皮膚科
不満あり	4	30	502	10	3
不満なし	2	45	401	13	5

セルが多くなると、有意に多い傾向がどこになるのか、わかりにくくなります。その場合には割合（%）や、調整済み残差を算出して、±、＋、－の表示で傾向をみるとわかりやすいです。

しかし、全体の度数が少ない場合や、セルが多く、その中の度数も少ない場合はχ^2検定が適合できません。セルの中の度数が最低でも5つ以上になるように、変数の区分を多くしないよう気をつけてください。例えば、「耳鼻科、整形外科、内科、泌尿器科、皮膚科」（表5）とたくさん区分せずに、「内科、それ以外」と2つにくくったりします（表6)。そうするとセルが少なくなり、χ^2検定が適合します。

検定で有意差があるかどうかは、有意差検定の確率の数字をみて、その値が0.05未満（*p<0.05)、もしくは0.01未満（**p<0.01）なら有意な差があるということになります。

表6　クロス表の例その3

	内科	それ以外
不満あり	502	47
不満なし	401	65

どうしてもセルの中の度数が5以下の場合は、フィッシャーの検定を行います。フィッシャーの検定は標本数が少ない場合の2つのカテゴリーに分類されたデータ（質的データ）の分析であり、正確確率検定をみます。

3　t検定

「質的データ」と「量的データ」の関係はt検定です。質的データの区分が2つの場合（例：男女の性別）にはt検定、3つ以上の場合は一元配置分散分析（後述）を行い

表7　年齢2分と性別のクロス表

			性別 1.00	性別 2.00	合計
年齢2分	64.00 以下	度数	13	23	36
		年齢2分の%	36.1%	63.9%	100.0%
		性別の%	14.8%	13.8%	14.1%
		総和の%	5.1%	9.0%	14.1%
		調整済み残差	+2	−2	
	65.00 以上	度数	75	144	219
		年齢2分の%	34.2%	65.8%	100.0%
		性別の%	85.2%	86.2%	85.9%
		総和の%	29.4%	56.5%	85.9%
		調整済み残差	−2	+2	
合計		度数	88	167	255
		年齢2分の%	34.5%	65.5%	100.0%
		性別の%	100.0%	100.0%	100.0%
		総和の%	34.5%	65.5%	100.0%

プラスのほうに度数と%が多いことを示す

表8　χ²（カイ2乗）検定の結果

	値	自由度	漸近有意確率（両側）	正確有意確率（両側）	正確有意確率（片側）
Pearson のカイ2乗	.048[b]	1	.827	-	-
連続修正[a]	.001	1	.977	-	-
尤度比	.047	1	.828	-	-
フィッシャーの直接法	-	-	-	.851	.483
線型と線型による連関	.047	1	.828	-	-
有効なケースの数	255	-	-	-	-

a. 2×2表に対してのみ計算
b. 0セル(.0%)は期待度数が5未満です。最小期待度数は12.42です。

フィッシャーの検定はここを見る

pが0.05より大きいので年齢2区分と性別は有意差なし＝関係ない

ます。

t検定の中には、①対応のない（独立したサンプル）、②対応のあるサンプルの2種類があります。①独立したサンプルというのは、例えば、男女で年齢の平均値は違うかというように、男女の2群がまったく独立した性質をもつ場合で、通常は独立したサンプルの検定を選択します。②対応のあるサンプルは、同じサンプルで前後の比較（2群の比較、例：9時と10時の脈拍比較など）の場合、選択します。（対応のないt検定ではA群、B群と別の集団で分析しており、対応のあるt検定ではAさん、Bさんと前後で同じ人を調べています）

表 9　t 検定ー元配置分散分析の例

仮説：内科と整形の患者さんの ADL 得点の平均値には差があるだろう

検定：「内科・整形（変数名：所属）」（質的データ）と「ADL 得点」（量的データ）の変数を指定して、t 検定（独立したサンプル）を行う

仮説：新卒看護師と２年以上の看護師の看護記録得点の平均値には差があるだろう

検定：「新卒看護師と２年以上の看護師（変数名：新卒看護師有無）」（質的データ）と「看護記録得点」（量的データ）の変数を指定して、t 検定（独立したサンプル）を行う

仮説：新卒看護師と２年以上の看護師、管理者看護師の看護記録得点の平均値には差があるだろう

検定：「新卒看護師と２年以上の看護師、管理者看護師（変数名：看護職位）」（質的データ）（これは３群の区分）と「看護記録得点」（量的データ）の変数を指定して、t 検定でなく、一元配置分散分析となる。

仮説：A 集団が腰痛体操した後の疼痛得点平均値は、実施前よりも低くなっているだろう

検定：「前の疼痛得点」（（前）量的データ）と「後の疼痛得点」（（後）量的データ）の t 検定（対応したサンプル）を行う

統計解析ソフトによる t 検定の表示は以下のように示されます。

表 10　t 検定の結果 1

性別		N	平均値	標準偏差	平均値の標準誤差
ストレス度	男	181	38.6077	27.85310	2.07030
	女	1058	42.4471	25.21397	0.77517

独立サンプルの検定

		等分散性のための Levene の検定		２つの母平均の差の検定			
		F 値	有意確率	t 値	自由度	有意確率（両側）	平均値の差
ストレス度	等分散が仮定されている	5.820	.16	-1.863	1237	.063	-3.83934
	等分散が仮定されていない	–	–	-1.737	233.227	.084	-3.83934

0.05 以上なら有意確率の上段（等分散を仮定する）を
0.05 未満なら有意確率の下段（等分散を仮定しない）
をみて差があるかどうか判定する
この場合、上段をみる

いずれにしても p<0.05 ではなく、数字が大きいので差はなし＝関係なし

SPSS 画面をもとに作成

表 10 は、性別によって自宅生活のストレス度（100 点満点）に差があるのかを t 検定したものです。男性のストレス度の平均値は 38.6 ± 7.9 点、女性のそれは 42.4 ± 25.2 点で、数字でみると差はありますが、t 検定にかけると差はありません。

表 11 では、良眠者と不眠者のストレス度には差があることがわかります。

表 11　t 検定の結果 2

グループ統計量

	よく眠れるか	度数	平均値	標準偏差	平均値の標準誤差
ストレス度	よく眠れる	607	41.8600	24.93441	1.01206
	よく眠れない	118	56.9492	23.17745	2.13366

独立サンプルの検定

		等分散性のための Levene の検定		2 つの母平均の差の検定	
		F 値	有意確率	t	df
ストレス度	等分散が仮定されている	3.316	.069	-6.082	723
	等分散が仮定されていない	-	-	-6.390	173.871

独立サンプルの検定

		2 つの母平均の差の検定			
		有意確率（両側）	平均値の差	差の標準偏差	差の95%信頼区間 下限
ストレス度	等分散が仮定されている	.000	-15.08919	2.48086	-19.95973
	等分散が仮定されていない	.000	-15.08919	2.36151	-19.75011

独立サンプルの検定

		2 つの母平均の差の検定 差の95%信頼区間 上限
ストレス度	等分散が仮定されている	-10.21864
	等分散が仮定されていない	-10.42826

〈ストレス度〉
よく眠れる人 41.9±25.0 点
よく眠れない人 56.9±23.2 点
以上の差は有意差あり

SPSS 画面をもとに作成

4　一元配置分散分析

3 群間以上の平均値の比較は一元配置分散分析を行います。3 群における 2 群間の平均値の比較は 3 × 2 = 6 つの組み合わせ、重なりのない組み合わせは 3 つの組み合わせができます。

どの組み合わせに差があるかどうかを分析する場合は「多重比較」を行います。「一元配置分散分析」をクリックし、さらに「多重比較」を選択します。そうすると、それぞれの組み合わせで平均値と標準偏差、標準誤差を算出し、検定を行ってくれます。検定で有意差があるかどうかは、有意差検定の確率の数字をみて、その値が 0.05 以下（$^*p<0.05$）、もしくは 0.01 以下（$^{**}p<0.01$）なら有意な差があるということになります。

5　相関分析

「量的データ」と「量的データ」の関係は、相関分析を行います。例えば、「年齢」と「ADL 得点」の関係は量的データと量的データですから、相関分析をします。仮説は、年齢が高いほど ADL 得点は低いということです。この場合、1 つの変数が高いのに、もう 1 つの変数が低い場合は負の相関があるといいます。「年齢」と「意欲得点」の仮説で、「年齢が高いほど、意欲も高い」つまり、1 つの変数が高いともう 1 つの変数も高くなるという関係は正の相関があるということになります。

x 軸と y 軸の関係で、x 軸が上がれば y 軸も上がる関係は正の相関がある、x 軸が上

表 12　多重比較

年齢　表は要介護を４つに分け年齢の平均値に差があるか分析した

4つの群の平均値は差があるかどうかをみる。

要介護度	度数	平均値	標準偏差	標準誤差	平均値の 95% 信頼区間		最小値	最大値
					下限	上限		
.00 自立	4	85.0000	7.0711	3.5355	73.7484	96.2516	76.00	93.00
1.00 要支・要１	72	75.7778	9.6826	1.1411	73.5025	78.0531	47.00	93.00
2.00 要２と３	93	76.5376	11.2680	1.1684	74.2170	78.8583	48.00	96.00
3.00 要４と５	75	78.3867	10.6211	1.2264	75.9430	80.8304	54.00	99.00
合計	244	77.0205	10.6115	.6793	75.6824	78.3586	47.00	99.00

年齢

	平方和	自由度	平均平方	F 値	有意確率
グループ間	527.548	3	175.849	1.573	.197
グループ内	26835.349	240	111.814	-	-
合計	27362.897	243	-		

どの組み合わせに差があるのか
2つの組み合わせの比較がわかる。

0.05 未満なら
有意差があるということ

→すべて 0.05 より
大きい数値なので
差はない＝関係ない

従属変数：年齢　　多重比較

	(I) 要介護３	(J) 要介護３	平均値の差 (I-J)	標準誤差	有意確率	95% 信頼区間	
						下限	上限
LSD	.00	1.00	9.2222	5.4320	.091	-1.4782	19.9227
		2.00	8.4624	5.3996	.118	-2.1743	19.0990
		3.00	6.6133	5.4263	.224	-4.0759	17.3025
	1.00	.00	-9.2222	5.4320	.091	-19.9227	1.4782
		2.00	-.7599	1.6599	.648	-4.0297	2.5100
		3.00	-2.6089	1.7447	.136	-6.0457	.8279
	2.00	.00	-8.4624	5.3996	.118	-19.0990	2.1743
		1.00	-.7599	1.6599	.648	-2.5100	4.0297
		3.00	-1.8490	1.6411	.261	-5.0818	1.3837
	3.00	.00	-6.6133	5.4263	.224	-17.3025	4.0759
		1.00	2.6089	1.7447	.136	-.8279	6.0457
		2.00	1.8490	1.6411	.261	-1.3837	5.0818
Bonferroni	.00	1.00	9.2222	5.4320	.545	-5.2285	23.6730
		2.00	8.4624	5.3996	.710	-5.9022	22.8270
		3.00	6.6133	5.4263	1.000	-7.8222	21.0489
	1.00	.00	-9.2222	5.4320	.545	-23.6730	5.2285
		2.00	-.7599	1.6599	1.000	-5.1757	3.6560
		3.00	-2.6089	1.7447	.817	-7.2502	2.0324
	2.00	.00	-8.4624	5.3996	.710	-22.8270	5.9022
		1.00	-.7599	1.6599	1.000	-3.6560	5.1757
		3.00	-1.8490	1.6411	1.000	-6.2148	2.5167
	3.00	.00	-6.6133	5.4263	1.000	-21.0489	7.8222
		1.00	2.6089	1.7447	.817	-2.0324	7.2502
		2.00	1.8490	1.6411	1.000	-2.5167	6.2148

がればｙ軸は下がるのは負の相関がある、ということです。

相関がある、つまり、２つの量的データの変数は関係がある、それも有意な関係があることを確認するには、相関係数をみます。１に近いほど、強い相関があります。0.2以下は無視してよい相関があり、0.2 ～ 0.4 であればわずかな相関がある、0.5 以上は有力な相関があるといえます。

相関係数にマイナスがついていれば負の相関、プラスなら正の相関です。

相関係数の大きさだけでなく、検定で有意差があるかどうかは、有意差検定の確率の数字をみて、その値が 0.05 未満（$*p<0.05$）、もしくは 0.01 未満（$**p<0.01$）なら有意な差があるということになります。統計解析ソフトによっては * の印を表示してくれるので非常に助かります。

相関には Pearson、Spearman の 2 つの分析方法があります。前者はデータが正規分布しているとき、後者はそうでないときに選択します。どちらを用いたか論文内や図表に表示します。

表 13　相関分析

相関係数（年齢と BI（ADL のバーセルインデックス）得点の間）

正規分布の場合

相関係数

		年齢	BI 合計
年齢	Pearson の相関係数	1.000	−0.91
	有意確率（両側）	–	.168
	N	256	233
BI 合計 1	Pearson の相関係数	−0.91	1.000
	有意確率（両側）	.168	–
	N	233	234

0.05 以上なので有意差なし

ノンパラメトリック　正規分布していない場合

相関係数

かなり弱い負の相関

			年齢	BI 合計
Spearman	年齢	相関係数	1.000	−.139*
		有意確率（両側）	–	.035
		N	256	233
	BI 合計 1	相関係数	−.139*	1.000
		有意確率（両側）	.035	–
		N	233	234

* 相関係数は 5% 水準で有意（両側）　0.05 未満なので有意差あり　$*p<0.05$

SPSS 画面をもとに作成

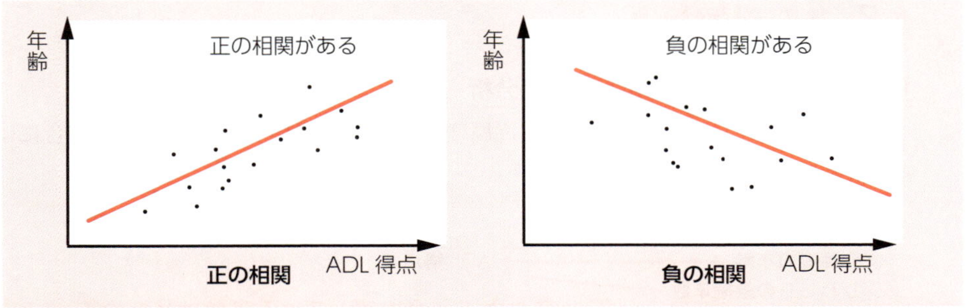

図 4　正の相関と負の相関

6 ノンパラメトリック検定

t 検定や一元配置分散分析は平均値の差の比較、つまり代表値を平均値として分析をしています。平均値は正規分布している場合に使用する分析です。データが正規分布している前提で行うこれらの分析をパラメトリック検定といいます。反面、正規分布していない場合は、ノンパラメトリック検定（ノンパラと略す）といいます。ノンパラは、母集団の分布などの前提を必要としないので、汎用性があります。また、２群間のノンパラはマンホイットニーの検定、３群以上のノンパラはクラスカルウォリス検定があります。

以上、χ^2 検定、t 検定、一元配置分散分析、相関分析、ノンパラ分析ができれば、仮説立証としての検定が行われている研究であり、全国の学会や日本の学会誌、海外の学会誌などへの論文投稿においても通用します。

表 14　マンホイットニーの検定

順位

	性	N	平均ランク	順位和
血圧	男性	57	34.44	1963.00
	女性	7	16.7	117.00
	合計	64		

検定統計量[b]

	血圧
Mann-Whitney の U	89.000
Wilcoxon の W	117.000
Z	-2.382
漸近有意確率（両側）	.017
正確有意確率 ［2×（片側有意確率）］	.016[a]

男女間では血圧に有意差あり

SPSS 画面をもとに作成

表 15　クラスカルウォリス検定

順位

	3つの町	N	平均ランク
全体費用	1.00	73	74.76
	2.00	92	116.81
	3.00	75	169.55
	合計	240	

平均ランクが大きいほど費用の値が大きいことを示している。

検定統計量 *b

	全体費用
カイ２乗	69.377
自由度	2
漸近有意確率	.000

a.Kruskal Wallis 検定
b. グループ化変数：要介護 3

3つの町の全体費用には有意差があるということを示している。

SPSS 画面をもとに作成

7　多変量解析

①重回帰分析・ロジスティック回帰分析

独立変数が多くあり、どれが一番従属変数に影響しているか分析したい場合には重回帰分析を行います。

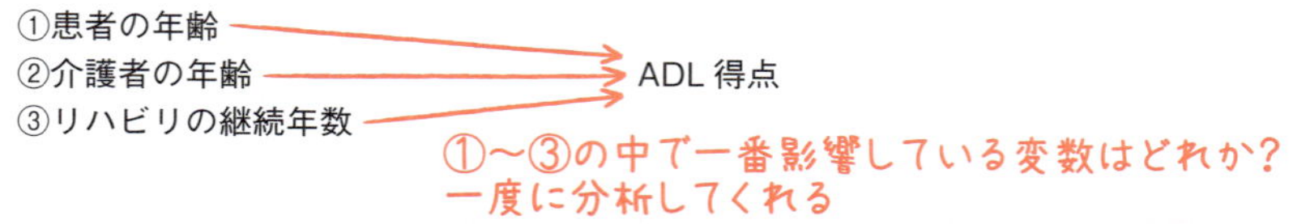

図 5　重回帰分析の例

この３つの独立変数の中で一番 ADL 得点に影響する変数はどれか、発生確率を予測する分析に重回帰分析が行われます。多変量解析の「回帰」をクリックすると、独立変数と従属変数を尋ねてきますので、それぞれを選択してください。

量的データの場合は重回帰分析、質的データ（あり、なしの2値・データ）はロジスティック回帰分析になります。変数をすべて分析する方法と有意な変数を選定してくれる方法がそれぞれあります。これらの多変量解析についての手順は、「多変量解析」の統計本をみてください。

②因子分析

例えば、病院に対する患者の満足度の構成されている因子にはどのようなものがあるのだろうかと考えたとき、因子分析をするとよいでしょう。一番満足度に影響を与えている第1因子は医師についての満足度だろうか、それとも看護師に対してだろうか。この分析は、因子分析になります。その際、「バリマックスの回転」または「プロマックスの回転」を選択して因子行列の結果から第1因子、第2因子等を整理していきます。

因子分析に似た用語に主成分分析があります。両者は親戚のようなものですが、本質は違うので、詳しくは統計の本をみて確認してください。

表16 因子分析

回転後の因子行列

	1	2	3
医師の技術	0.542	0.109	0.111
看護師の技術	0.107	0.345	0.203
病棟の明るさ	0.122	0.104	0.498
ロビーの広さ	0.111	0.112	0.566
看護師の対応	0.140	0.566	0.101
医師の説明	0.671	0.122	0.107
⋮	⋮	⋮	⋮

この結果をみると
第1因子は「医師」の因子
第2因子は「看護師」の因子
第3因子は「設備」の因子
になることがわかる

6 妥当性と信頼性

1 妥当性と信頼性とは

石井らは、「妥当性とはその調査に使用した測定尺度が、どのくらい正確に調査対象のある側面を測定しているかを表す概念である*」「測定尺度の信頼性とは、測定結果が一貫性をもつことを示す度合いのことである*」と述べています。

＊石井京子，多尾清子．ナースのための質問紙調査とデータ分析，第2版．医学書院，東京，pp.31-32，2005.

したがって、「妥当性はどれだけ測定しようとするものを測定できているか」であり、「信頼性とは、測定結果がどれだけ一貫性があるか」といえます。自分で作成した満足度調査の尺度について、はたして患者の満足度を正確に測定できているかの妥当性の検証と、その尺度で測定した測定結果は偶然ではなく一貫した値になるかの信頼性の検証との両方が必要といえます。

2 統計での検証

妥当性の検証は、「構成的妥当性として因子分析などの多変量解析を用いて検証する方法」「同時妥当性としてすでに妥当性が明らかにされているような他の尺度を外的基準とし、その変数との相関関係の強さによって尺度の妥当性を検討する。このときの相関係数を妥当性係数という*」といわれています。この場合、多変量解析をしたり、相関分析をしたりして検証します。

＊石井京子，多尾清子．ナースのための質問紙調査とデータ分析．医学書院，p.31, 33, 2005．より引用

信頼性の検証では内的整合性法としてα係数という信頼性係数を求める方法があります。１に近いほど信頼性が高く、0.8 ～ 0.9 前後がよいといわれます。例えば、満足度調査をしたとき、測定項目を入力してクロンバックのα係数を記載し、内的信頼性が検証済みと記載するとよいです。これも「SPSS」で算出は簡単です。また信頼性の検証として因子分析法があります。

以上、統計処理・方法を簡単に述べましたが、あいまいな世界を数字で示してくれる統計は知っておくと大きな力になりますので、ぜひトライしてみてください。

参考資料

■データの種類と尺度水準

データの種類	尺度の種類	尺度の意味	例	可能な計算
質的データ	名義尺度	２つ以上の序列のつけられないカテゴリーで構成され、性別や職業など属性の区分や分類のみを示すもの。区別することに意味のある尺度	性別、血液型など	最頻値のみ
	順序尺度	よい・普通・悪い、大・中・小など序列のつけられるカテゴリーで構成されているが、カテゴリー同士での間隔は等間隔ではないもの。順序に意味のある尺度	テストの順位	上記＋中央値
量的データ	間隔尺度	序列が付けられるカテゴリーで構成され、カテゴリーの間隔は等間隔だが、原点（0）のないもの。値の間隔に意味のある尺度	温度、湿度、好悪の程度など	上記＋平均や偏差・相関など
	比率尺度	序列がつけられるカテゴリーで構成され、カテゴリー同士の間隔が等間隔で、しかも０点を基点とするもの。原点（0）と比率に意味のある尺度	身長、体重、高度、深度など	上記＋幾何平均・調和平均

■尺度水準と検定法

		変数２　従属変数		
		名義尺度	順序尺度	間隔尺度・比率尺度
変数１　独立変数	名義尺度	χ^2 検定	χ^2 検定*1 Mann-Whitney の検定*2 Wilcoxon 順位和検定*3	t 検定*4 一元配置分散分析*5
	順序尺度	χ^2 検定*1	χ^2 検定*1 Spearman の順位相関分析	Spearman の順位相関分析
	間隔尺度 比率尺度		Spearman の順位相関分析	Pearson の積率相関分析

＊１　順序尺度のカテゴリーが３以下の場合、＊２　変数間に対応がある場合、＊３　変数間に対応がない場合、＊４　名義尺度のカテゴリーが２つの場合、＊５　独立変数が３つ以上の場合

■名義尺度の検定の例

- 性別（名義尺度）と喫煙の有無（名義尺度）は関係があるか　**χ^2 検定**
- 介入前後（名義尺度：変数に対応がある）で患者さんの満足度（順序尺度）に差があるか　**Mann-Whitney の検定**
- 男女間（名義尺度：変数に対応がない）で患者さんの満足度（順序尺度）に差があるか　**Wilcoxon 順位和検定**
- 男女間（名義尺度）で身長（比率尺度）に差があるか　**t 検定**
- 病院入院患者、施設利用者、在宅療養者（名義尺度）で血圧（比率尺度）に差があるか　**一元配置分散分析**

■質的データの検定方法

比較するデータ／データの種類	対応のないデータ（独立）		対応のあるデータ（関連）	
	2群	多群	2群	多群
分類データ	χ^2 検定 Fisher の直接確率法	χ^2 検定	McNemar の検定	Cochran の検定
順序データ	Wilcoxon-Mann-Whitney の検定	Kruskal Wallis の検定	Wilcoxon の検定	Friedman の検定

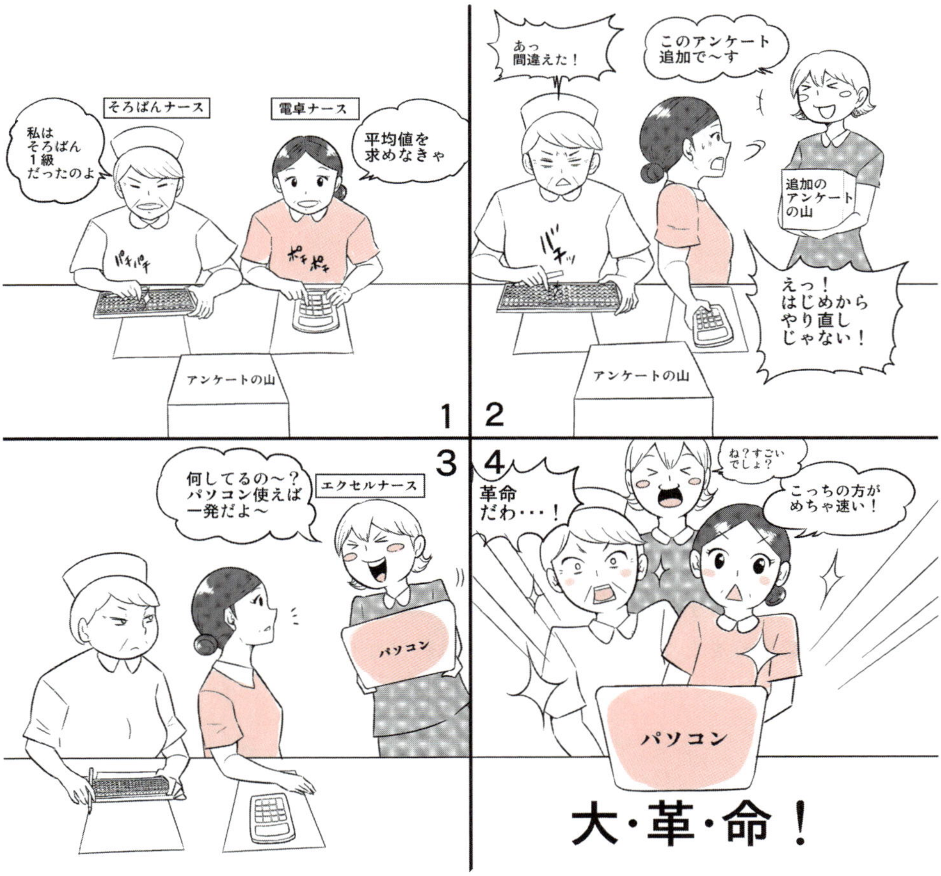

X 図・表の作成方法

1 よく吟味して作成する

円グラフが多数記載されているのをみかけます。図や表はたくさんあればよいとはいえません。これに論文の文章が加わることを考えますと、その数は限られてきます。論文での図や表は5点前後が掲載できる数といえます。従って、論文や抄録に記載する図や表は、検討、洗練を重ねたものを載せます。

2 数字を提示するなら図より表を作成する

データの数値を示す場合、まず表を作成するようにしてください。図は視覚的イメージが強く、データの数字が強調されません。表は数字が明確になるので、客観的にデータを示すことに効果的です。

1 表のタイトルをきちんと書く

表の上にきちんとしたタイトルを記載します。タイトルを省いたり、いいかげんなタイトル（例：「表１」と番号しか書いていない、「表：患者の様子」と番号が書いていない）は付けないように、具体的に記述してください。

例：表１　内科と外科における患者背景の比較
例：表２　内科と外科の患者の ADL 得点の比較
例：表３　対象者の認知症得点と ADL 得点の相関関係

2 対象数（サンプル数）を明記する

表に全体対象数（分析対象数）を記述します。位置は向かって表の右上に記述します。

3 やたら線を引かない

表には線を多く引きません。特に縦線は少なく、横線も必要最低限の線のみ引きます。何でも縦線横線をたくさん引いている表は線ばかり目立ち、よい表とはいえません。

■悪い例

	訪問介護		訪問看護		通所リハ		
	中央値	平均ランク	中央値	平均ランク	中央値	平均ランク	
全体	￥177,200	111.91	￥232,450	132.15	￥238,880	140.16	*
IADL 改善群	￥83,880	4.2	￥200,000	12.27	￥101,640	7.5	*
ADL 改善群	￥108,740	18.57	￥277,000	23.81	￥301,216	23.82	
意欲改善群	￥31,153	4.75	￥264,600	22.1	￥356,975	25.72	*

注：Kruskal Wallis 分析 *p<0.05

タイトルもないし、n 数もないし、
やたら線が多い．小数点の位置もそろっていない．

■よい例

表 4　各機関別にみたアウトカム改善群の費用の比較

線は横線を最小限に引く　対象数を書く

n=503

	訪問介護 中央値	平均ランク	訪問看護 中央値	平均ランク	通所リハ 中央値	平均ランク	
全体	￥177,200	111.91	￥232,450	132.15	￥238,880	140.16	*
IADL 改善群	￥83,880	4.2	￥200,000	12.27	￥101,640	7.50	*
ADL 改善群	￥108,740	18.57	￥277,000	23.81	￥301,216	23.82	
意欲改善群	￥31,153	4.75	￥264,600	22.10	￥356,975	25.72	*

注：Kruskal Wallis 分析 *p<0.05

4 横軸と縦軸の項目を明記する

表は横軸と縦軸で構成されています。それぞれの項目の名称をわかりやすく表示します。長すぎてもゴチャゴチャしますし、短すぎてもわからないので注意しましょう。よく項目の表示を「質問１」「質問２」「質問３」としている表をみますが、これではわかりません。「看護師の対応」「医師の説明」「部屋の温度」とか具体的に簡潔に第三者でもわかるような、文中や他の資料と比較しなくても内容のわかる項目の表現をしてください。

■例

表 3　受診病院の満足度と病院に対する期待度との比較

n=608

項目	満足度		期待度		t 値	
	M	SD	M	SD		
看護師の服装や身なり	3.24	0.62	3.20	0.69	0.96	
医師の言葉づかいや態度	3.13	0.76	3.66	2.03	-4.74	**
検査・レントゲンの対応	3.08	0.67	3.53	0.59	-10.38	**
専門の医師に看てもらえる	3.07	0.81	3.84	0.42	-17.10	**
看護師の態度や言葉使い	3.07	0.72	3.50	0.59	-9.80	**
看護師の知識や技術	3.02	0.67	3.62	0.56	-14.70	**
薬局の対応	3.01	0.76	3.41	0.62	-8.95	**
医師の技術	3.00	0.68	3.85	0.43	-21.43	**
院内の清潔感	3.00	0.73	3.50	0.61	-11.10	**
家からの近さ	2.98	0.87	3.27	0.75	-5.27	**
医師の症状・検査の説明	2.97	0.78	3.84	0.42	-19.58	**
受付の対応	2.95	0.78	3.37	0.61	-8.87	**

**p<0.01

5 どの数字を示したらよいか決め、小数の桁をそろえて記入する

一番大切な数字の表示です。どの数字を示したらよいか研究目的やタイトルの整合性を考え決めます。度数と割合、平均値と標準偏差、平均値と標準誤差は組み合わせて表示します。相関分析なら相関係数を表示します。桁数は小数点第1位か2位までとし、小数点．の位置が同じになるようにそろえて表示します。度数（n）と割合（%）、平均値（m）または（M）と標準偏差（SD）、平均値（m）または（M）と標準誤差（SE）と略語を使用します。

6 有意差検定の結果の表示を付ける

有意差があるかどうかを＊を付けて表示します。そのときに表の向かって右下に、「*p<0.05、**p<0.01」を表示します。p値は正確に数字を記述したほうが望ましいのですが、多くの論文では＊印を記入しています。

■例　表1　各機関別にみた利用者の比較

n=257

項目	内訳	訪問介護 n=79		訪問看護 n=95		通所リハ n=83		χ^2 値
		n	%	n	%	n	%	
要介護度	自立	3	3.8	1	1.1	0	0.0	29.4**
	要支援	12	15.2	8	8.4	4	4.8	
	要介護1	17	21.5	16	16.8	18	21.7	
	要介護2	21	26.6	18	18.9	22	26.5	
	要介護3	3	3.8	16	16.8	16	19.3	
	要介護4	8	10.1	10	10.5	11	13.3	
	要介護5	15	19.0	21	22.1	12	14.5	
	非該当	0	0.0	5	5.3	0	0.0	
障害高齢者の生活自立度	自立	10	12.9	4	4.4	5	6.0	27.1**
	ランクJ	17	21.4	19	20.0	29	34.9	
	ランクA	33	41.4	23	24.4	18	21.7	
	ランクB	11	14.3	31	32.2	26	31.3	
	ランクC	8	10.0	18	18.9	5	6.0	

**p<0.01

3 図は一目見てわかりやすいデザインに

図は一目でみて興味を引くわかりやすいデザインにすることがコツです。図にはいろいろな種類があり、用途に応じて選択していきます。参加者に一目で効果の高低差を伝えられるのが図の強みです。

図はエクセルやイラストレータなどのソフトで作成しますが、最近では3次元、立体的な図、棒グラフと折れ線グラフの混合型など、いろいろなデザインがあるので何点か作成して、適切なものを論文に載せます。私はデザインや図の作成が苦手なので、学会誌や雑誌掲載されている図表をよくみて研究します。また、それを得意とする人に助け

①経時的な変化のデータを示すためには折れ線グラフ

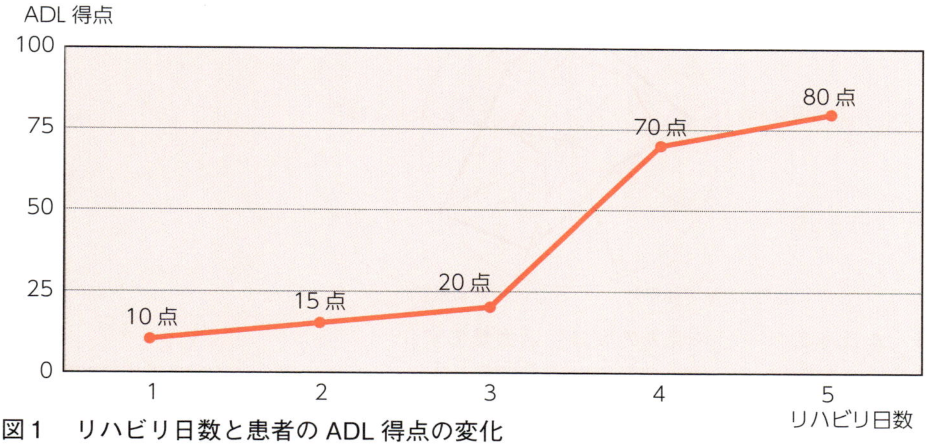

図１　リハビリ日数と患者の ADL 得点の変化

②回答の割合を表示する場合は円グラフ

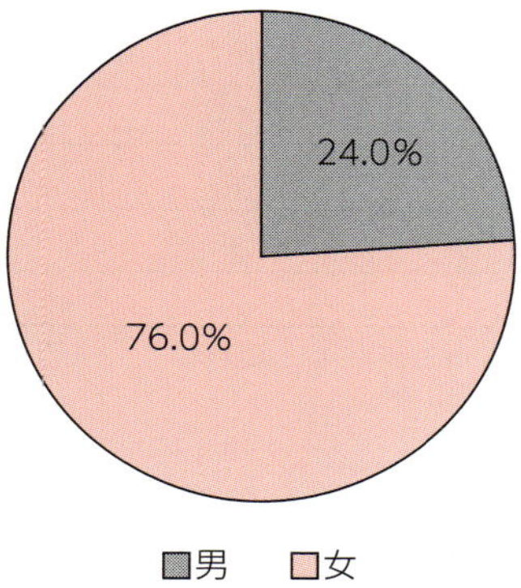

図２　対象の男女割合

③どの項目が高い数字を示しているかは棒グラフ

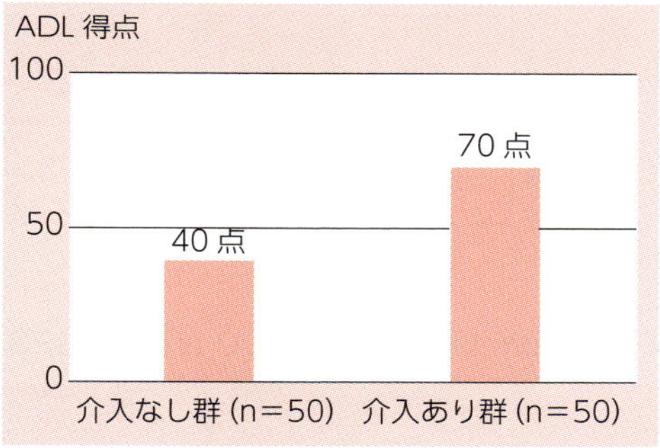

図３　対象の各 ADL の得点の比較

図１　基本的なグラフの例

を求めたりします。

図のタイトルは、必ず図の下に書くようにします（表のタイトルは必ず表の上に書きます）。

4 写真の提示

写真は、一目みると状況がわかり非常に効果的です。しかし、人物が写っている場合は、その方に説明をし、掲載されることの了承を得ましょう。患者を対象にする場合は顔を伏せ、誰かわからないように画像を修正します。これも協力者に対する信頼関係を築き、協力者の不利益を避けるために必要なことです。

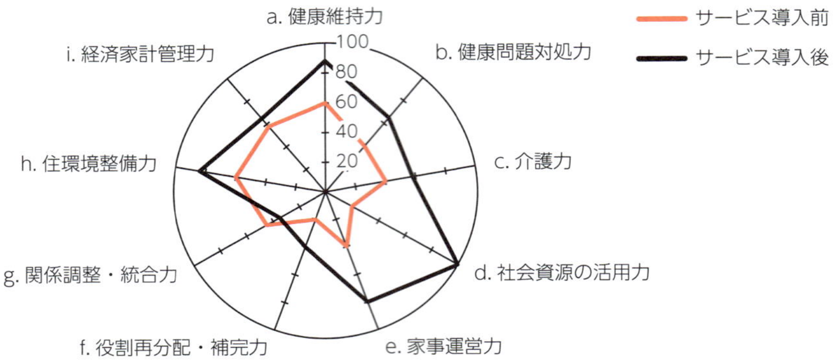

図４　A 氏へのサービス導入の家族生活力量の変化

図２　レーダーチャートの例

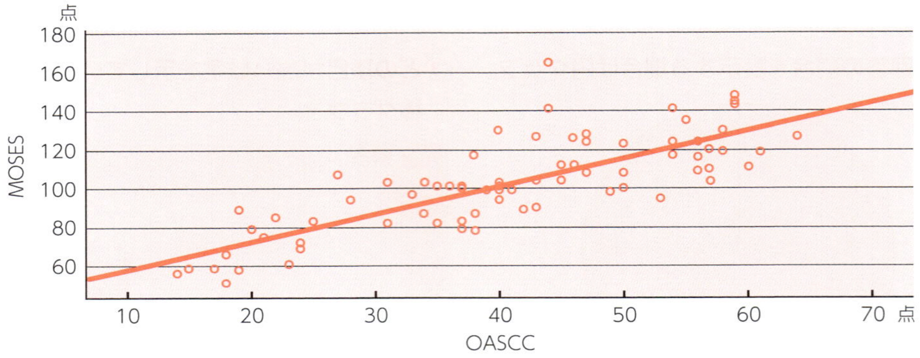

Fig.1 Correlation of OASCC and MOSES

図３　散布図と回帰曲線の例

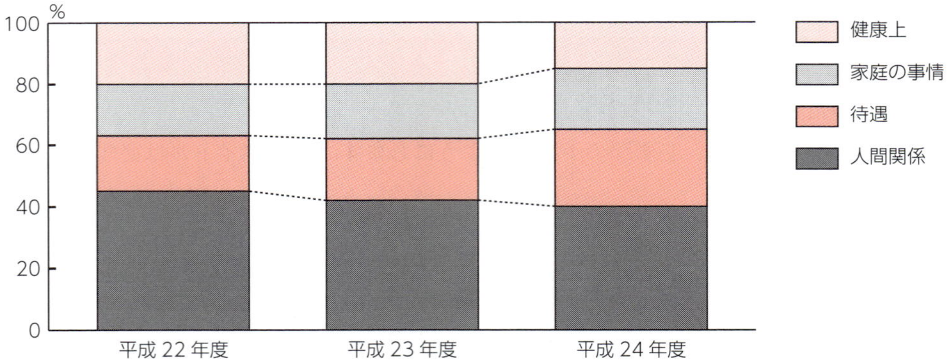

図１　病院職員の退職理由

図４　内訳棒グラフの例

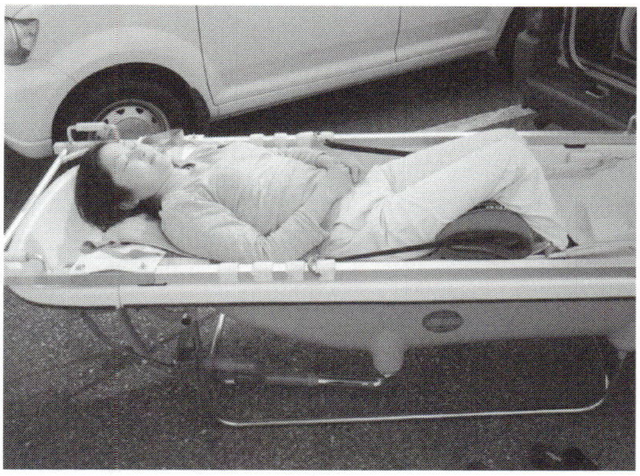

写真１　開発した訪問入浴マット１

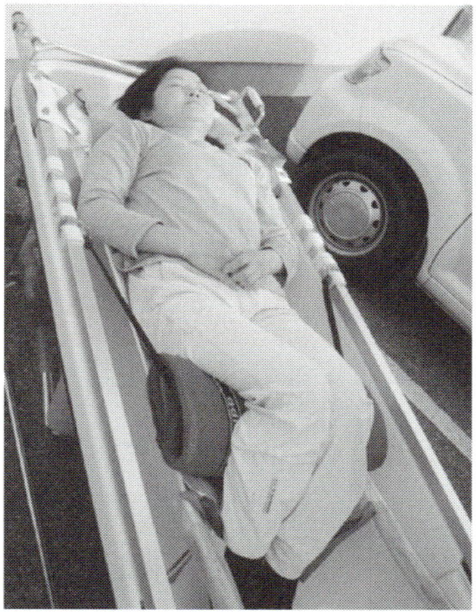

写真２　開発した訪問入浴マット２

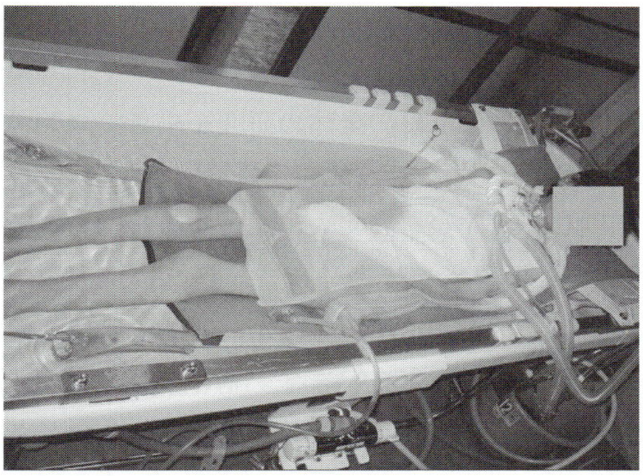

写真３　ALS 患者の訪問入浴に使用

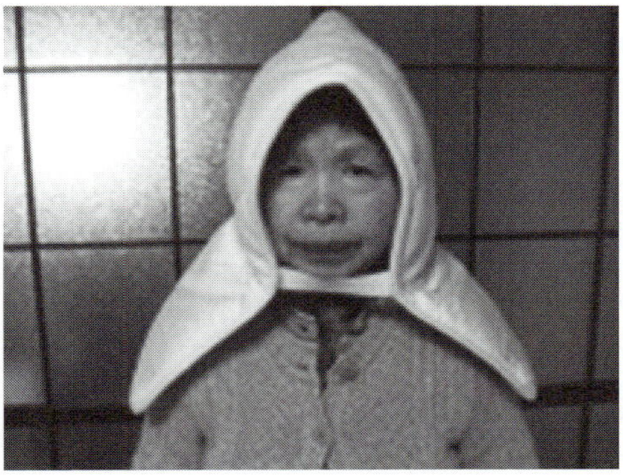

写真４　開発した高齢者用の防災頭巾（正面）

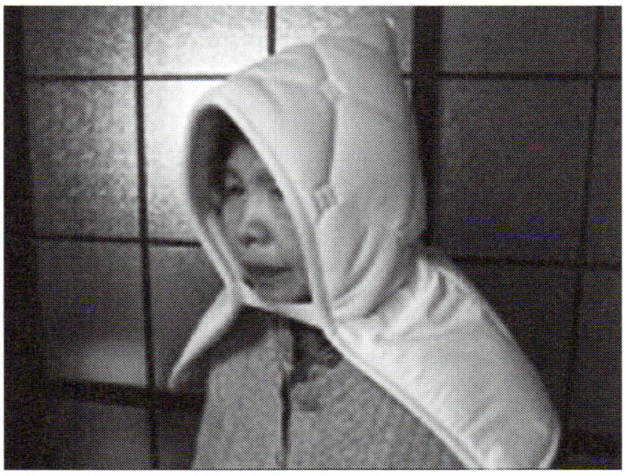

写真５　同（側面）

図５　写真の例示

撮影は本人の了解を得て掲載。写真１、２、３は内田陽子，梅澤篤，桑原優，長沼一浩，森田真由美，中里貴恵．要介護者の入浴マットの開発．第 11 回日本在宅ケア学会学術集会講演集，p.163，2007 年でポスター発表した写真の一部．写真４、５は内田陽子，西本祐也，柿田博志，富澤順．認知症高齢者に効果的な防災頭巾の開発．日本老年看護学会第 19 回学術集会，2014，ポスター発表で使用した一部写真．

XI プレゼンテーション・発表の方法

1 プレゼンテーションがうまいと得をする

研究の内容も重要ですが、同じくらいプレゼンテーションも重要です。おおげさにいえば、内容に自信がなくても、プレゼンテーションがうまければ研究がステキにみえることもあるのです。プレゼンテーションは第三者にいかに理解してもらうかが要となる技術です。その技術を磨くことも研究では重要なことです。

2 抄録を作成する

抄録は学会等で、多くの演題や参加者にわかるように、全体の研究を小さくコンパクトにしたもの、研究の要点を抜き出してまとめたものです（125 頁資料参照）。何枚もある研究の資料や内容、論文をすべて印刷して、発表を聞く人に配付するのは大変です。抄録は、発表内容を 1/4 枚～ 1 枚程度にコンパクトにまとめます。抄録は院内や学会の規定に沿って作成します。例えば、ある学会の場合は A4 版 1 枚に、テーマ、研究目的、研究方法、結果、考察、結論をまとめるように規定されています。他の学会では A4 版 1 ～ 2 枚にまとめるように規定されているもの、400 字以内にまとめるものなどさまざまです。院内発表の場合は、枚数の規定がないところもあるようです。いずれにしても、抄録作りは、決められた枚数、字数内でしっかり文章を吟味します。学会委員会ではこの抄録をみて学会で発表させる価値があるかどうかの採択が行われるからです。抄録といっても論文の主要な部分が入っており、かつ第三者や審査員にも明確にわかるように具体的にまとめなければなりません。

■学会採択に効果的な抄録の書き方のポイント

①テーマは人をひきつけるキーワードを入れる。
②研究者名は、発表者を最初に書き、次に研究に貢献した共同研究者名を順に書く。
③「はじめに」はその研究の必要性、目的をコンパクトに書く。
④研究方法は、対象、調査内容と方法、分析方法について簡潔、かつ具体的に書く。使用した尺度や調査項目、分析手法を書く。必ず、「倫理的配慮」について記述する。
⑤結果は、必要時に図や表を 1 点挿入して、一目みて事実のデータがわかるようにする。図や表がない場合、結果の要点を文章で説明する。
⑥考察は何点かポイント（言いたいこと、考えられること）を決めて、それに対して書く。
⑦結論は研究目的の簡潔な答えを記述する。
⑧引用文献は必要なもの数点を書く。

もちろん抄録は見栄えも重要です。分量とバランス、文の主語と述語、接続詞なども適切に使います。第三者にみてもらい意味が通じるか確認してもらいましょう。

3 メディアの活用

メディア（媒体）の活用は非常に重要です。メディアにはパワーポイント、スライド、実物提示、ビデオ表示、ポスター、資料配布があります。メディアを使用しないで発表する人は、よほど口頭での発表が得意な人です。ほとんどの場合、メディアを活用します。

最近の学会では色彩豊かで、動画も組み込んだバラエティあふれるメディアを使用して、効果的に発表されています。よいことだと思います。メディアは丁寧にクリアにきれいで正確な内容を提示できるように作成します。数値がわかりにくい文字の色使いがうまくいっていないメディアはかえって悪い印象を与えます。デザイン、文字の大きさ、色使い、枚数等、よく気を配りましょう。

いろいろな場を通じて、他者のメディアを参考としてみることも大切なことです。

4 発表原稿とパワーポイントを作成する

プレゼンテーションソフトにマイクロソフト「パワーポイント」があります。パソコンができる人なら簡単に使用できるソフトです。学会では発表時間は決められていますが、枚数制限はありません。しかし、枚数はやはり 10 枚前後が妥当で、多くても 20 枚までとします。ある学会では、口頭発表は、発表７分で質疑応答３分となっていましたので、この場合 14 ～ 18 枚を用意しましたが、１分間では２～３枚勘定になります。ゆっくり１枚のスライドをていねいに説明するなら、その半分くらいの枚数を用意します。

パワーポイントの作成方法は専門の教本を参照してください。ただ、文字の大きさ、色使いには注意してください。パソコンではきれいな色使いにみえても発表会場での大きなスクリーンで表示すると、色がぼやけてわかりにくい場合があります。斬新なデザインもありますが、かえって単純なものがわかりやすいこともあります。また、１枚のスライドに収める文字は行数で７～ 15 行、１行は 15 ～ 25 文字程度とします。

パワーポイントは当日パソコンに接続して、プロジェクターからスクリーンに映し出されます。パソコンの調子が悪く、トラブルが生じると発表が台なしです。発表前にはきちんと機器の確認をしておきます。

パワーポイントでは発表の原稿も一緒に作成できます。スライド画面にあわせて原稿も作成しておくと便利です。

またエクセルで作成した表もパワーポイントに添付できます。イラストレータに書いたイラストも添付できます。写真もです。ただ、患者さんの写真を使用する場合、プライバシーを守るため顔がみえないように、スキャナーにいれてパワーポイントに添付します。

最初から最後まで（テーマから結論まで）パワーポイントを使用して発表しますが、途中で資料を使う場合、「資料をご覧ください」と、少し説明し「再びパワーポイントをご覧ください」と声をかけます。

発表現場には保存したデータを事前に入れたUSBメモリーを当日持参し、用意されたパソコンにインストールすることが多いです。この場合、どのソフトでバージョンは何か確認しておきます。でないと、会場のパソコンに入れられないことになります。

自分のパソコンをもち込む場合も万が一に備えて、データをパソコン以外のUSBメモリーなどに入れてもっておくと安心です。同じように主催者側へ事前にデータを送っておき、当日のパソコン内にデータを落としてもらえる場合であっても、USBメモリーに入れたデータを持参していくことを忘れないようにしましょう。せっかく用意したデータ資料が発表時に壊れていた、立ち上がらない、では泣くに泣けません。

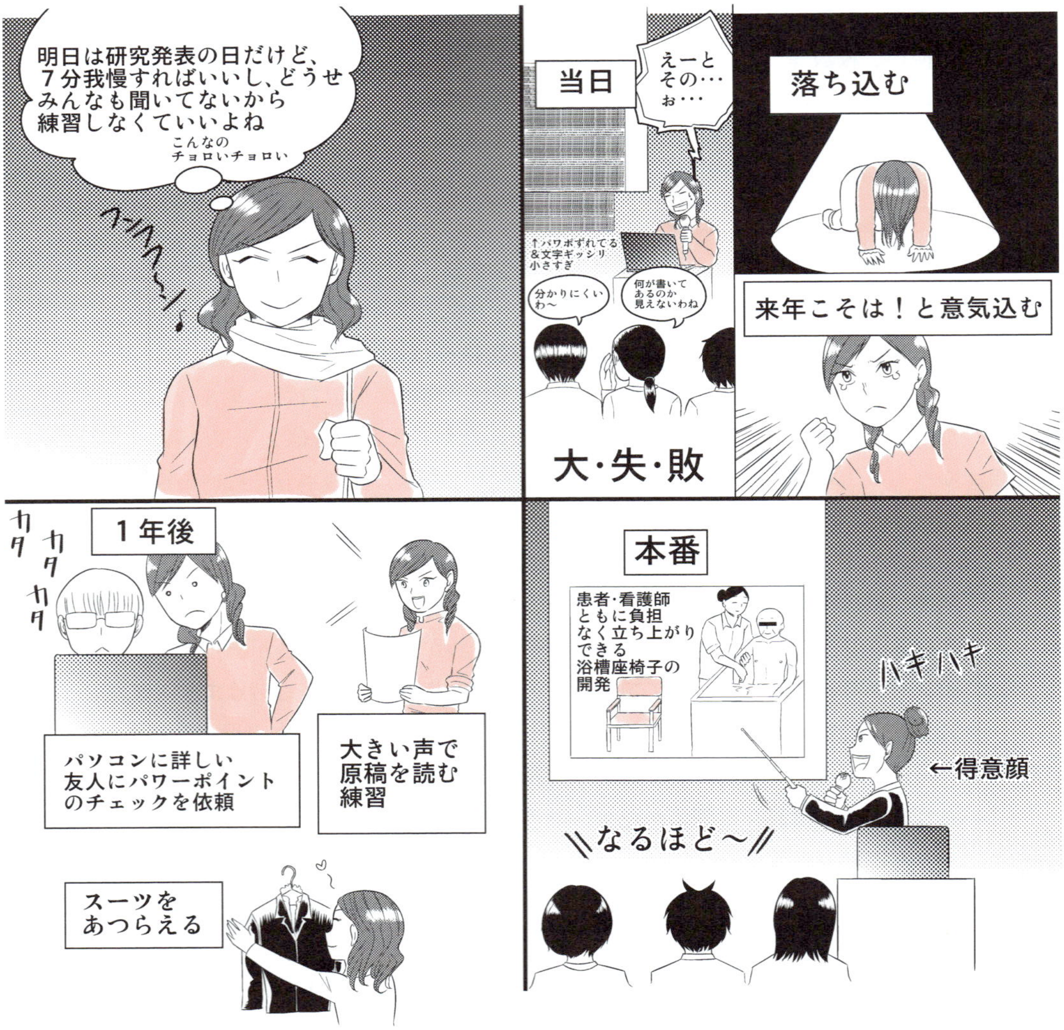

■資料1：抄録の例

認知症高齢者に効果的な布団式ストレッチャーの開発

内田陽子
群馬大学大学院保健学研究科

Ⅰ 目的

東日本大震災時では認知症高齢者がテーブルの下に身を隠し移動することは困難であったと報告があった[1)]．グループホームでは夜間は職員が少なく，エレベータの停止等で認知症高齢者への避難誘導に困難が予測される．そこで，本研究は今後起こりうる大震災に備えて，認知症高齢者に効果的な布団式ストレッチャーの開発を行った．

Ⅱ 方法

1．ストレッチャーの開発方法

今まで販売されている災害ストレッチャーについて情報収集を行い，設計図を作成した．また，グループホームに隣接する地域住民が集まる場所で，高齢者にヒアリング調査を行った．それをもとに，企業と検討し，設計図案を作成し，企業が試作品を完成した．その試作した布団式ストレッチャーの特徴は，素材は天然ウールで，夏は涼しく冬は暖かい．肌さわりが良い．また，燃えにくいという性質をもつ．洗濯は可能である．ポケット付きで，尿パッドや下着，現金，薬などの物品を入れておくことができる．クッションや座布団の代わりにも使用できる．

2．開発したストレッチャーに対する調査

1）対象：地域に住んでいる高齢者，認知症専用デイサービス利用者で，回答に応えることが可能な，調査の同意を得た対象者20人とした．

2）調査方法と内容：対象者に対して，一般の毛布（毛，ポリエステル素材），開発した布団式ストレッチャーを実際にみせ，その上に寝ていただき10m移動し，感想を調査票に記入してもらった．認知症で調査票が記入できない者に対しては，馴染みの関係をもつ職員が高齢者に質問して，その回答を代理で記入した．質問項目は，対象の背景（性別，年齢，自立度等），各物品に対して一番良かった物の選択，希望価格，改良点などで構成されている．認知症の判定は，介護記録での診断名の確認と研究者と職員でCDRを使用し判定した．

3）分析方法：データはSPSS ver.22に入力し，χ^2検定を行った．

4）倫理的配慮：情報は無記名で個人を特定する情報は収集しなかった．調査対象にはその都度，口頭や説明書で説明し，同時に同意を得た．グループホームで行う場合は管理者に対して家族の意向(本人代理となる者)も確認してもらい，口頭だけでなく同意書も得た．本研究は○倫理審査で承認を受けて行った．

Ⅲ 結果

対象者の性別は，女性13人，男性7人であり，認知症高齢者10人，認知症でない高齢者10人の回答を得た．一番心地よかったものは，布団式20人であった．震災時運びやすそうなものは，布団式12人，毛布8人であった．購入するなら毛布がよい15人，布団式5人であった．認知症高齢者と認知症でない高齢者との間に有意な差はなかったが，男性は毛布を選択する傾向にあった($p < 0.05$)．

Ⅳ 考察

布団式は心地よさにおいては評価が高いが，簡易的でかさばらず運びやすい毛布がよいという結果になった．また，布団式は毛布より高額になるために，男性では布団式は特にお金を払ってまで購入しないという傾向にあった．高齢者は年金暮らしの方が多いため，経済的負担がかかるといえる．今後は，これらの意見に基づいて改良したい．

引用文献

1）内田陽子，佐藤すみれ，大地震発生時の認知症高齢者に対する効果的な避難行動報告書，第3版．松本工業印刷，群馬，p29，2014．

＊本研究は内田陽子の研究案であり、まだ研究されていないものである。

■資料２：パワーポイントの例

東日本大震災におけるグループホーム入所者の認知症高齢者に対する効果的な避難方法

虎の門病院
佐藤すみれ

群馬大学大学院保健学研究科
内田陽子

はじめに

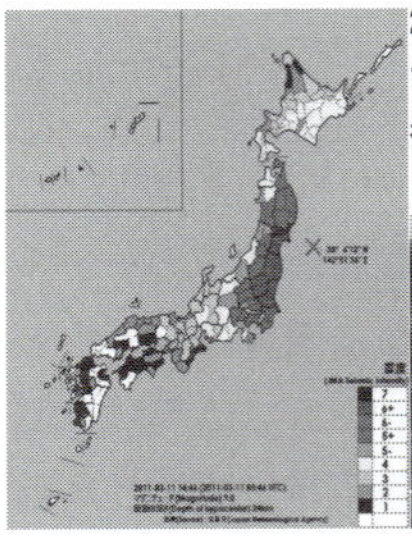

2011年3月11日　東日本大震災発生
マグニチュード9.0 死者18,703人
行方不明者2,674人 負傷者6,220人
（総務省消防庁）

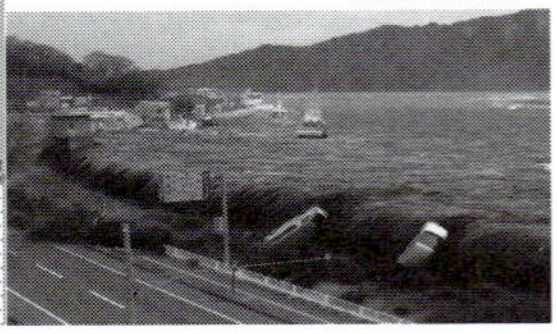

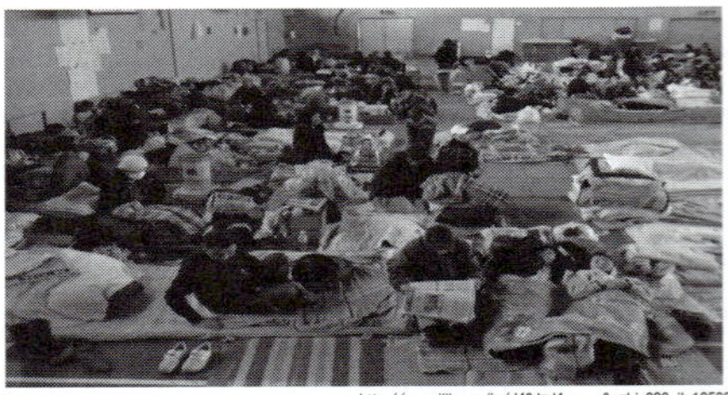

http://www.jiji.com/jc/d4?d=d4_news&p=hin003-jlp10589669

岩手県沿岸部の施設では、認知症高齢者など多くの「災害弱者」が犠牲（高橋．2012）、避難所生活でのストレスは、認知症の方の症状を悪化させたり、認知症を発症するきっかけになった。（遠藤．2013）

震災時における認知症高齢者に関する先行研究

- 認知症または自立度が中等度だと、地震直後に動揺している。（桜井．2012）
- 痴呆は自然災害による精神的負荷の影響を強く受けやすい。（植木ら.1996）
- 地域包括センターを活用することで、認知症に関する取り組みを効果的に実施できる。（菊池ら.2012）

→地震直後の効果的な対応は明らかになっていない。

認知症高齢者にどのように対応し避難行動をとればよいのかわかれば、被害を減らすことができる。

研究目的

①東日本大震災発生時におけるグループホーム入所中の認知症高齢者の効果的な避難方法

②大地震発生時における非効果的な避難方法

③震災を経験した後、職員が考える効果的な避難方法

以上３つを明らかにし、今後起こりうる大震災に役立つ資料とする。

対　象

東北・関東地方の岩手県、宮城県、福島県、茨城県、千葉県のグループホーム1,005か所

→ 同意書返信なし　773か所
→ 宛名不明　２７か所
→ 無回答返信　８か所

↓
本研究分析対象者　197か所

調査方法と調査項目

＜調査方法＞
管理者に説明文と質問を記載した往復はがきを郵送。

＜調査項目＞
①ホームの背景
（職員数、ホームの築年数、土地の特徴）

②2011年3月11日の大震災発生時、認知症高齢者の避難誘導を要した人数と１人当たりに誘導に要した時間

③大震災時に効果的だった避難方法

④大震災時に非効果的だった避難方法

⑤現在考えている効果的な避難方法

③、④、⑤は自由記載

分析方法

①グループホームの背景・大震災発生時の状況

SPSS21 統計解析

②大震災時に効果的・非効果的だった声かけ・避難方法

③現在考えている効果的な声かけ・避難方法

②、③はカテゴリー化

倫理的配慮

●群馬大学医学部疫学研究倫理審査委員会の承認（受付番号24－11）

●管理者に対して往復はがきの往信部分に説明文を記載し、往復はがきの郵送返信をもって最終的な同意を得た。

●往復はがきにはグループホーム名・個人名の記入欄はなく、研究以外には使用せず、鍵のかかる場所に保管。

結　果

表１　ホームの背景

n=197

項目	内訳	n	%	中央値
職員数	27人以下 28人以上 NA	187 5 5	94.9 2.5 2.5	15人
ホームの建築年数	1～5 6～10 11～20 21～30 31～40 NA	33 113 37 6 1 7	16.8 57.4 18.8 3.0 0.5 3.6	9年
土地の特徴 （複数回答あり）	市街地にある 河川や海が近い 崖が近い その他	84 43 5 73	42.6 21.8 2.5 37.1	

NA(no answer)：無回答

表２　2011年3月11日の大震災発生時の状況

n=197

項目	内訳	n	%	中央値
入居者数	9人以下 10人以上 NA	92 81 24	46.7 41.1 12.2	9人
避難に困難を有した者	1～10人 11～20人 21人以上 NA	140 7 1 49	71.1 3.5 0.5 24.9	2人
1人の避難に費やした時間	5分以下 6～10分 11～20分 21分以上 NA	71 27 13 6 80	30.0 13.7 6.6 3.0 40.6	5分

NA：無回答

表３　大地震発生時に効果のあった避難方法（上位6位）n=197

大カテゴリー	中カテゴリー	具体的な回答	岩手	宮城	福島	茨城	千葉	計
声をかける	・安心させる声かけ ・指示をする ・地震、避難の説明　等	「大丈夫ですよ」 「座ってください」 「念のために避難しよう」	18	20	11	7	21	77
屋内の1か所に集める	・共有スペース ・その場 ・玄関　等	「食堂に集まった」 「揺れている間はその場から動かず様子をみた」	8	13	6	4	18	49
屋外に避難	・車の中 ・庭 ・駐車場　等	「車に移動した」 「とにかく外の駐車場に避難していただいた」	3	2	1	4	7	17
身を守る	・テーブルの下に身を隠す ・頭部を保護	「日頃から訓練をしていたため、とっさに座布団で頭部を守った」	4	4	2	2	4	16
避難方法を工夫する	・手引き誘導 ・階段に畳を置き、滑り台のようにする　等	「職員の手引き誘導が一番わかりやすかった」	1	0	3	3	1	8
必要物品を持って避難	・水とオムツ ・避難グッズ	「避難グッズを持ち出せるよう準備」	0	0	0	1	1	2

表４　大地震発生時に非効果的だった避難方法（上位5位）

n=197

大カテゴリー	中カテゴリー	具体的な回答	岩手	宮城	福島	茨城	千葉	計
予測しない状況に対応できなかった	・ライフラインの切断 ・避難場所への適応不能 ・時間がかかった　等	「エレベーターが使えず、階下に移動に時間を要した」 「市役所より指示のあった所へ行ったが、寒くていられず、場所を移った」	2	8	4	4	7	25
声をかける	・具体的な説明 ・大声を出す ・普段通りの声かけ　等	「認知症のため、状況説明や事実の押し付けは、強い混乱を引き起こした」	3	10	2	2	3	20
職員の動揺	・強引な避難 ・慌てる	「寝ている方をお姫様だっこした」 「両腕より抱え、ほぼ引っ張った」	2	4	2	0	4	12
身を守る	・テーブルの下に身を隠す ・頭部を保護	「しゃがめなかった」 「頭部を守るための布団類の準備に時間がかかった」	1	0	2	0	4	7
屋内の一か所に集める	・各ユニット毎 ・2階　等	「2Fへの避難が大変だった」 「おさまって又2Fへ移動したため、1Fへの避難は無駄だった」	0	1	0	0	2	3

表５　震災を経験し、現在考えている効果的な声かけ・避難誘導方法・避難訓練（上位7位）

n=197

大カテゴリー	中カテゴリー	具体的な回答	岩手	宮城	福島	茨城	千葉	計
声をかける	・安心させる声かけ ・指示をする ・地震、避難の説明　等	「私たちがついてるよ」 「むやみに動かないで」 「なぜ避難が必要か説明」	13	17	5	4	9	48
回数を設定した避難訓練	・年3回以上 ・年1～2回	「毎月15日を訓練訓練日としている」 「年2回のうち1回は自然災害を想定」	7	7	12	2	9	37
状況に合わせた避難訓練	・大地震を想定 ・津波を想定 ・夜間を想定　等	「訓練は大地震を想定」 「津波を想定し、避難が速い車椅子を使用」 「職員が一人を想定」	6	9	6	6	8	35
職員の落ち着いた対応	・落ち着いて行動 ・冷静に判断 ・静かな対応　等	「落ち着いた様子を見せる」 「慌てない」	4	4	5	2	6	21
地域住民との協力	・人手の確保 ・普段からの交流 ・避難訓練の協力　等	「いざという時に助け合う」 「町内会との連携」	4	4	2	2	6	18
職員間の連携	・職員の役割分担 ・お互い声をかけ合う ・連絡網の充実　等	「歩ける人と車椅子の人を誘導する職員をそれぞれ決めておく」	1	2	6	2	0	11
身を守る	・頭部を保護	「全員分の防災頭巾を用意」	2	0	1	0	4	7

考　察

＜認知症高齢者に効果的な避難方法の特徴とその根拠＞

1）声をかける

①安心させる声かけ

○成功：「傍にいるよ」「すぐ終わるからね」等

認知症高齢者とのコミュニケーション成功には、共感・受け止めの声かけをすることが重要。(小名ら．2009)また、相手が自分の言うことを繰り返すと理解されたと感じ、落ち着く。(ナオミ・フェイル.2003)

②説明・指示

○成功：個人の理解の程度に合わせた言葉を選ぶ。

×不成功：難しい言葉を使う。その場しのぎの説明をする。

(小名ら．2009)

2）職員の態度

○成功：動揺せず接すれば認知症高齢者も動揺しない

×不成功：動揺すれば、認知症高齢者も動揺する。

(山口ら．2010)

3）避難誘導先

屋内の一か所
- ○顔なじみの職員や他の入所者と一緒にいることで、不安や混乱を取り除くことができる。天気関係なし。(山口ら.2010)
- ×建物の耐震性が少ない場合、崩壊する可能性がある。

屋外に避難
- ○建物の崩壊の危険から身を守ることができる。
- ×環境が変わることで、認知症高齢者が動揺する。天気が悪い場合、寒さ・防水対策が必要。

今後求められる避難訓練

①施設ごとのマニュアルの作成
②日頃からの避難訓練の実施

声をかける

●どのような声かけで安心するか、日頃から試して、個々にあった声かけを明確にする。

避難場所

●屋内・屋外どちらに避難するのかを決めておく。東北地方などは、夏と冬の避難誘導先を別に考えておく。

入所者ごとの対応

●認知症または自立度が中等度の方への注意。

おわりに

本研究にて宛名不明となりました施設のみなさま、東日本大震災で被災されたみなさまに心からお見舞い申し上げます。

また、本研究にご協力いただきましたグループホーム入所者と管理者ならびに職員の方々、群馬県地域密着型サービス連絡協議会会長井上謙一様に深く感謝申し上げます。

＊本研究は2013年群馬大学の卒業研究発表し、2014年第15回日本認知症ケア学会で口頭発表した。

5 ポスターの作成

学会発表は口頭とポスター（示説）があります。ポスター発表はポスターの前で、参加者に向かって定められた時間内で説明をします。参加者が近くにいるので、大変親密な討論が期待できます。ポスターにも抄録と同じように、目的、方法、結果、考察を入れます。加えて、図表、写真を入れます。色もデザインも工夫して、見栄えがよいようにします。発表時間外でも参加者はポスターをみに来ます。口頭の説明がなくても、理解できるように作成します。最近は折りたたみのできる布製のものも登場してきました（もち運びがよいですが、光沢が弱く、掲示板などからはがれやすいという欠点があります）。ポスターは指示された時間に、定められた場所、スペースに貼ります。ポスターの大きさは作成する前にサイズを確認しておきます。発表が終わったら、指示された時間内で撤去します。

ポスター発表では、ポスターの横に立ち、斜め前に姿勢をとり、ポスターと聴衆の顔をみながら発表します。図表や、強調したい点は指示棒で指します。ポスター会場が広い場合、マイクがある所もありますが、ない場合は聴衆に聞こえるように、かつ他の発表者に支障がないよう配慮します。

6 発表で説明しなければいけないこと

よく学生や看護師や介護職員の方の研究発表をきくと、研究目的、研究方法、結果を簡単に流し、考察を長々と発表する人をみかけます。これはダメです。

研究で一番大切なことは、①テーマと研究目的で、次は、②研究方法、③結果です。①②③を簡略化するのはもってのほかです。④考察も同様に重要なことです。①②③④は省かずきちんと発表してください。研究の要の部分です。

①テーマと研究目的を明確に説明し、②研究方法で、具体的にデータをどのように収集したのか、明解に説明します。③の結果では表や図を提示し、口頭でそれらを説明していきます。④考察ではポイントのみ自分の考えを述べ、最後に簡潔に結論をまとめま

■資料3：ポスターの例

地域住民の外出に影響する下部尿路症状

内田陽子
群馬大学大学院保健学研究科

意義・目的

外出の頻度は、閉じこもりに影響を与え、早期に着目する必要がある。閉じこもりの原因には交通不便な場所や友人がいない、歩行障害がある等の身体・心理・社会環境要因が報告されており、虚弱老人や要介護者になるやすいともいわれている。筆者は、2008年から排尿自立、2013年からは便秘の講座を地域住民に展開している。そして、外出の頻度と排尿症状には関連があると考え、調査を行ってきた。2012年には尿線途絶と夜間頻尿をもつ者は外出の頻度が低いことを報告した(2012年第19回日本排尿機能学会)。しかし、対象数が約400名とサンプル数が少なかった。 本研究の目的は、対象者を増やして地域住民の外出に影響するLUTSを明らかにし、今後の地域での排尿自立への介護予防戦略を検討することとした。

結　果

1. 対象の背景(表1)
対象者1,657人の平均年齢は67.5±11.7歳であった。男性は15.3%、女性は82.9%を占めた。通院者は49.7%、薬を服薬している者52.9%であった。運動習慣のある者65.6%、よく眠れる者80.8%、毎日外出する者は54.7%であった。

2.排尿症状(表1)
排尿症状のうち症状なしが多かったのは、尿道痛、膀胱痛、残尿感、腹圧排尿の順であった。

3.外出と各排尿症状の関連(表2)
毎日外出しない者に有意に多かったlutsは、χ2検定の結果、class10項目のうち、昼間の頻尿以外の9項目であった。回帰分析の結果、夜間頻尿が一番影響する症状として採択された(オッズ比1.125、p<0.01)。外出と夜間頻尿の相関係数は0.132(p<0.01)。

表1　対象の状況

n=1,657

背景条件	内訳	n
性別	男性	254(15.3%)
	女性	1,398(84.3%)
通院	している	824(49.7%)
内服	している	876(52.9%)
運動習慣	あり	1,087(65.6%)
睡眠	よく眠れる	1,339(80.8%)
外出の頻度	ほぼ毎日	906(54.7%)
	週に3−4回	418(25.2%)
	週に1−2回	208(12.6%)
	月に1−2回	48(2.9%)
	ほとんどない	11(0.7%)
年齢	M±SD	67.5±11.7歳
CLSS 昼間頻尿	7回以下	637(38.4%)
	それ以上	944(57.0%)
夜間頻尿	0回	481(29.0%)
	1回以上	1,076(64.9%)
切迫感	なし	852(51.4%)
	あり(たまに、時々、いつも)	706(42.6%)
切迫性尿失禁	なし	1,115(67.3%)
	あり(たまに、時々、いつも)	427(25.8%)
腹圧性尿失禁	なし	873(52.7%)
	あり(たまに、時々、いつも)	686(41.4%)
尿勢低下	なし	942(56.8%)
	あり(たまに、時々、いつも)	591(35.7%)
腹圧排尿	なし	1,156(69.8%)
	あり(たまに、時々、いつも)	372(22.5%)
残尿感	なし	1,165(70.3%)
	あり(たまに、時々、いつも)	375(22.6%)
膀胱痛	なし	1,493(90.1%)
	あり(たまに、時々、いつも)	50(3.0%)
尿道痛	なし	1,509(91.1%)
	あり(たまに、時々、いつも)	38(2.3%)

＊無回答値は記入せず　赤字は症状ある者

表2　毎日外出する者としない者の排尿症状の有無の関係

		毎日外出する		毎日しない		p値
		n	%	n	%	
昼間頻尿	なし	364	36.3	511	63.7	
	あり	252	24.7	398	75.3	0.144
夜間頻尿	なし	312	36.3	548	63.7	
	あり	159	24.7	486	75.3	0.000
切迫感	なし	515	59.1	357	40.9	
	あり	318	50.4	313	49.6	0.001
切迫性尿失禁	なし	652	75.2	215	24.8	
	あり	431	69.2	192	30.8	0.011
腹圧性尿失禁	なし	522	60.0	348	40.0	
	あり	324	51.1	310	48.9	0.001
尿勢低下	なし	572	66.5	288	33.5	
	あり	351	56.6	269	43.4	0.000
腹圧排尿	なし	670	78.1	188	21.9	
	あり	448	72.6	169	27.4	0.016
残尿感	なし	673	78.1	189	21.9	
	あり	458	73.0	169	27.0	0.027
膀胱痛	なし	848	98.0	17	2.0	
	あり	596	95.2	30	4.8	0.002
尿道痛	なし	851	98.4	14	1.6	
	あり	608	96.7	21	3.3	0.037

研究方法

1. 対象
各地域の老人会や老人福祉センター、前橋商工会議所等が主催した介護予防講習会のなかで、研究者が講師となる便秘や排尿に関する講習会14か所に参加し、調査の同意を得て、調査票を提出した住民1657人とした。

2. 便秘に対する介護予防講習会の開催と内容
講習会は市町村や地域包括支援センターのほか、老人会、商工会議所主催の健康講座等の依頼で開催した。時間は60分から90分程度である。講義の内容は研究者が開発した排尿自立や排便ケア専用の手引書を活用し、排尿・排便のしくみ、尿失禁・便秘の種類、排尿・排便日誌、食事や運動、姿勢、パッド・下剤の効果的な使い方、受診等について説明をした。

3. 調査方法と内容
講習会に参加者に自記式質問紙を配布し、講習会後半に説明を行い依頼した。質問紙は高齢者でもわかりやすく見えやすいように、A3サイズとした。主な調査項目は対象の背景条件、排便状況、排尿状況とした。背景条件は、年齢、性別、通院、自然分娩経験、運動習慣、良眠の有無、便秘症の自覚を尋ねた。排尿の項目は、泌尿器科分野でよく使用され妥当性・信頼性が確認されている主要下部尿路症状質問紙(The Core Lower Urinary Tract Symptom Score : CLSS)を使用した。これは、頻尿や各尿失禁、尿の排出困難症状、満足度等を尋ねる12項目で構成されている。

4. 分析方法
対象の外出と排尿の関連は、ほぼ毎日外出群とそれ以外の群、各排尿症状なし(正常)とそれ以外の群に分けてχ^2検定を行った。また、外出を従属変数に各症状の有無をロジスティク回帰分析を行った。さらに、外出と排尿症状の間の相関分析(spearman)を行った。分析はSPSS ver 19を使用した。

5. 倫理的配慮
質問紙は無記名とし、その他、住所等個人が特定される情報は収集しないようにした。また、データ入力の際はすべて数字に変換し、調査票は鍵のかかる場所に保管した。調査の同意は各自、自由であり調査票の提出をもって同意とした。本研究は群馬大学医学部疫学倫理委員会(22-4)の承認を得て実施。

考　察

外出に影響する因子は数多く考えられているが、排尿症状もその一つに考えられる。特に、地域住民がもつ排尿症状のなかで多いのが夜間頻尿であり、これは昼間の外出に影響を与えることが明らかになった。閉じこもりがちな住民に対しては、心理社会的な要因の他に、身体要因としての排尿症状、特に夜間頻尿や睡眠のアセスメントが必要である。

排泄(排尿・排便)介護予防戦略

＜排泄自立に向けた排尿と排便の講座＞

2008年～現在　排尿講座
講師　内田陽子・上山真美

1. 排尿のしくみ
尿を貯める機能と排出機能、男女の違い
2. 尿漏れの種類
腹圧性尿失禁、切迫性尿失禁、溢流性尿失禁、機能性尿失禁
3. 頻尿
昼間頻尿と夜間頻尿、過活動膀胱
4. 過活動膀胱
5. 尿の排出障害と排尿後症状
6. 排便日誌
日誌に書くこと、わかること
7. 骨盤底筋体操
座位、立ったまま
8. パッド、パンツの効果的な使い方
9. 泌尿器科への受診
運動習慣、体操、マッサージ、つぼ療法
10. 膀胱留置カテーテルについて
排便の姿勢、トイレの環境、掃除
11. 薬剤について

(付録)
輝く私に一尿漏れ予防体操の歌一内田陽子作詩・作曲、体操図と楽譜
排尿日誌

2013年開始　便秘講座
講師　内田陽子・佐藤文美

1. 排便のしくみ
食べた物が便になり、小腸で栄養が吸収されて便のもとになる
2. 便を出す砦の直腸や肛門
神経による排便支配と胃・結腸反射、排便を助ける筋群
3. 便秘の種類
器質性便秘、機能性便秘、痙性便秘、直腸性便秘、その他
4. 排便日誌、食事日誌、生活日誌
日誌に書くこと、わかること、ブリストル便状スケール
5. 便秘を改善する食生活
食事(水溶性繊維や不溶性線維、バランスと量)、水分摂取
6. 適切な排便習慣
胃・結腸反射を利用した排便、便意は我慢しない、リラックス法
7. 排便を促す運動
運動習慣、体操、マッサージ、つぼ療法
8. 排便しやすい姿勢とトイレ環境の整備
排便の姿勢、トイレの環境、掃除
9. 便秘を改善する薬剤の使用と適切な受診
緩下剤、漢方薬、摘便、浣腸、座薬等、便秘を引き起こす薬剤
10. 便秘に関連する検査や医師への受診

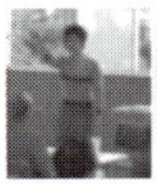
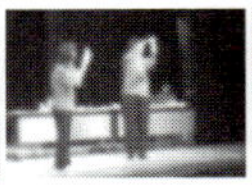
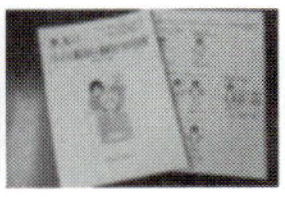
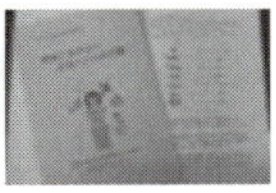

●このポスターはすでに発表済みです。
内田陽子．第27回日本老年泌尿器科学会，プログラム・抄録集．p.152の抄録をもとに2014年6月13日にポスター掲示して発表したもの

す。時々、聴衆をみてわかっているのか確認します。学会で座長がいる場合は、座長がテーマと氏名を紹介しますので、テーマを省略して「はじめに」からスタートします。

7 発表態度について

発表態度も重要です。練習をして本番に望みます。ポイントを以下に説明します。

■発表するときのポイント

①音声は明快にはっきりと聞きやすく。
②早口ではなく参加者がわかりやすいスピードで。
③堂々と、聞いてもらいたい前向きな態度で。
　自信がなく嫌々発表している人は早く終わりたいので早口になってしまいます。
④表情は柔らかで生き生きと。
　暗い表情、きつい表情は印象が悪いです。
⑤聴衆の反応を確認する。
　発表の目的は聴衆にわかってもらうことです。自分の話を理解してくれているか、スピードについていっているか、興味をもっているかなど、うなづきや視線など聴衆の反応をみながら説明していきます。
⑥パワーポイント、スライドの内容を自分の目で確認しながら発表する。
　頁を確認しないと、頁がずれていても気づかず、そのまま発表し続けることになります。
⑦アクセントを付ける。
　メリハリを付けるために、間（ま）をとる。レーザーポインターを使う。身振りを加えるなどします。
⑧発表原稿に頼り過ぎない。原稿の棒読みはしない。
　できれば原稿から目を離し、スライドや聴衆の反応をみながら発表します。
指し棒やレーザーポインターなども有効利用します。
⑨余裕をもつ。
　練習を重ねると、余裕が出てきて発表も堂々としてきます。時間も確認しながら練習します。指導教員や職場、学校の仲間の前で、実際を想定して発表をしてみます。
⑩自分の変な癖を知り、出さないように。
　貧乏ゆすり、髪を掻き上げる動作、「えーとえーと」という癖など、自分の変な癖を知って、発表では出ないように注意します。
⑪服装は清楚で清潔感あるものを着ましょう。
　院内では白衣のままでもかまいませんが、やはりスーツ類がよいでしょう。学生の発表会ではリクルートスーツが好まれるようです。長い髪もまとめておきましょう。

8 質疑応答について

発表会では、ドキドキし、できるなら質問がないほうがよいと思う人も多いでしょう。しかし、質問がない演題はつまらなかったものともいえるのです。したがって、自分に向けられた質問はおおいに歓迎しましょう。また、発表会や学会に参加している人はやはり1回は質問しましょう。研究は、質問するほう、されるほう双方ともに、研究の質疑応答のディスカッションで磨かれるのです。

質問する人は、1人でたくさん一度に質問するのではなく、1つまたは2つの質問をします。前置きの長い、まどろこしい質問でなく、簡潔、明瞭な質問をしてください。「～について教えてください」という質問もよいですが、研究方法や結果について自分の意見を言い、研究者が回答した後も、自分の見解（こうしたほうがよいなどの意見）を述べると相互作用もあって議論が盛り上がります。「つっこまれて嫌だ」と思うかもしれませんが、これは研究のレベルを高める戦いで、個人を責めるものではありません。自分が否定されたと勘違いして、非常にヒステリックになる人がいますが、見苦しいものです。あくまでも、研究のことについてディスカッションするのですから、気持ちの切り替えをすべきです。ときには理由もなく、「これは研究でない」と非難する質問者がいますが、やはり、研究者を傷つけないよう研究への労いを忘れない言い方に配慮し、疑問に至った理由、またこうしたほうがよいのではという示唆を提供するなど建設的な態度で質問しましょう。また、質問された研究者が長々と言い訳をする場面がみられますが、これも見苦しいので、質問で「これこれも調査しましたか？」と質問されたら、まず質問自体に答えること。つまり、「したのか、していないのか」の答えを述べ、その理由を述べます。

質疑応答は、研究者としての人脈を広げるチャンスでもあります。発表後も研究者と議論して、今後の参考となる資料や文献、アンケートなどの情報を提供し合う、名刺交換する等、研究者間の交流を深めましょう。

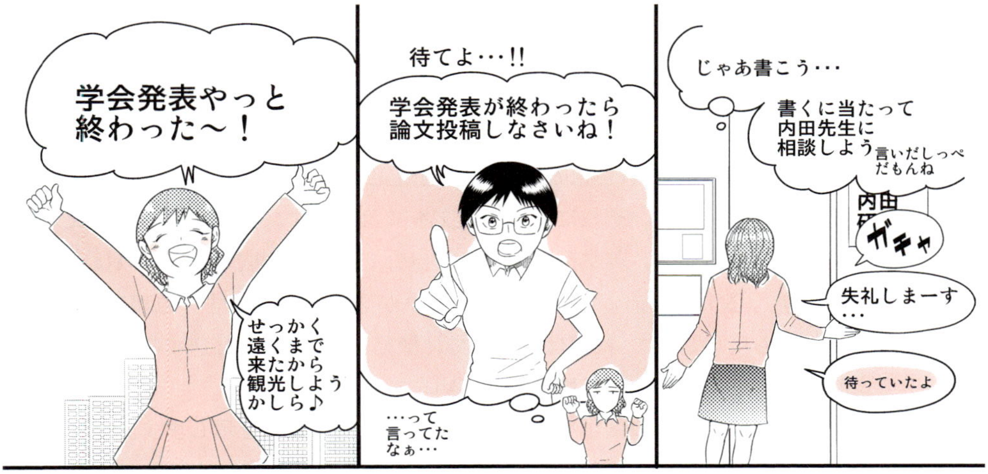

発表ごくろうさま。もうひと押しがんばろう！

XII 論文投稿

1 自分だけでなく他者にも伝えよう

研究は自分たちだけに留めずに他者に公表し共有化されてこそ価値があります。ただ、公にすることによって反論や批判を受けることもあります。しかし、反論や批判を受けてこそ、その領域の研究は発展していくのです。ですから、研究をしたら、院内発表、学会発表にチャレンジしましょう。そして、学会参加者だけでなく、さらに多くの人に知ってもらうために論文投稿します。

2 発表するだけでなく、論文投稿しよう

院内や学校、学会で発表したら、「研究は終わり」と考える人が多いと思いますが、その後、フルペーパーの論文を作成して投稿し、査読をクリアし掲載され、さらに世の人に読んでもらい、評価を受けることが研究の終結になります。

学会発表されたものが論文になるのは、わずか数パーセントです。学会発表を聴いて、もっと詳しく知りたいと参加者や抄録を読んだ人が思っても、論文化されていない場合、その先を知ることは困難となります。掲載の確率が低くても、ぜひ最後まで研究を完全な形にして投稿してほしいと思います。

3 投稿する学会を決め、学会規定に沿ってまとめる

投稿する学会をまず決めましょう。学会は会員にならないといけません。会員になるためには書類手続きを終え、会費を支払います。会員になると、学会誌での論文を読むことができ、知識が広がります。ぜひ自分の研究分野に関連する学会に入ることをお勧めします。

学会から送られてくる学会誌の最後に投稿規定があります。また、学会ホームページにも記載されています。それに沿って論文をまとめます。表紙や要約（和文・英文)、本文と図表を作成します。英文投稿の場合、自分では英文作成できなければ、専門業者に依頼します。必ずネイティブの人のチェックが必要となります。原稿は複数用意し、記録メディアも用意します。投稿は期日までに簡易書留、書留で郵送するかインターネットで送ります。近年はネット投稿が増えています。

投稿するときは、論文の種類を決めます。以下に主なものを示します。

①**原著**：独創性があり、オリジナルで、科学的根拠、分析がしっかりしている

②**研究**：科学的分析がされている、独創的な研究の短報または手法の改良、提起に関す

る論文

③**報告・資料**：実践報告、看護上有用な資料、参考になるデータがあるもの

4 学会誌以外の商業雑誌への投稿

商業雑誌（学会でなく民間の出版社が発行している雑誌）は会員になる必要はありませんし、会費を払う必要はありません。その雑誌の募集要項をみて投稿しましょう。多くの商業雑誌が投稿欄を設け、読者に対して投稿を呼びかけて、編集室で確認し掲載を決定します。採用されれば原稿料がもらえます。学術的な査読がある商業雑誌もありますが、一般では学術的というよりは読者目線で確認され、現場の職員にわかりやすいか、有益かどうか等で掲載が決まるようです。

5 論文の全体的なスタイル

論文の一般的なスタイルは以下のもので構成されます。（規定を確認すること）

■論文のスタイル

- 表題（タイトル・テーマ）、ランニングタイトル（表題を短縮したもの）
- 著者、所属、連絡先
- 要旨
- 序文（はじめに、緒言）
- 研究方法
- 結果
- 考察
- 結論
- 謝辞
- 引用文献

6 論文の各構成についての書き方のポイント

①表題（タイトル、テーマ）（Title）

表題、つまり、タイトルは、論文の最初に目に付くところです。ここで、読者をひきつけます。一目みただけで、その論文が何について書かれているのか、中心テーマ（何を明らかにしようとするのかの目的）がわかるように書きます。しかしながら、簡潔に、不要な語は削り、略語を使うならば一般的に用いられているものだけの範囲にします。

ランニングタイトルとは、雑誌の各頁欄外の上部または下部に記される短いタイトルのことです。文字数制限があり、その数内でまとめます。

②著者、所属、連絡先（Author、Affiliation、Address）

(1) 著者：著者とは、①論文を書いた人（分担者も含む）、②研究に貢献した人、③研究を理解し、責任を負える人、④最終論文の承認を得た人とされます。著者の順番は、筆頭者、二番目、三番目……と順番があり、先頭に載るほど価値があるとされます。引用文献を記載する場合はもちろん、文中でも筆頭者は必ず名前が記載されるからです。筆頭者（筆頭著者）は研究の発案者であり、計画から実施、論文作成までの中心的役割を担った人です。著者の掲載は、通常、最大10人とされています。引用文献の場合、筆頭者から3人目から5人目まで掲載され、その後は「～ら」と表示される学会誌も多いです。

(2) 所属：所属は、著者の所属機関名を書きます。著者が複数の場合、各著者がどこに所属しているかわかるように番号を振って書きます。

■例

内田陽子[1)]，牧田美穂[2)]，垣田優美子[3)]
1）群馬大学大学院保健学研究科，2）双葉総合病院看護部，3）田中介護老人保健施設

(3) 連絡先：論文投稿の査読や掲載等について、著者と学会事務局とのやり取りにおける連絡先として、住所、電話、ファックス番号、電子メールアドレスを記載します。これは代表者1人のものでよく、通常は筆頭者の連絡先を書きます。場合によっては、その研究のリーダーである責任者（責任著者）を書くこともあります。連絡先を書くのは、読者からの問い合わせがあればそれに応じるためです。

③要旨（Abstract）

長い論文の内容を規定文字数内で、目的、対象、方法、結果、結論を簡潔にまとめたものです。一番大切なことが書かれていなければなりません。加えて、5個程度のキーワードを最後に入れます。文献検索をする場合、キーワードで検索をしますが、そのときに必要になるので、必ず記述します。その他、投稿先の論文の規定をもとに書きます。なお、日本の学会誌には、日本語と英文要約両方が求められます（次頁資料参照）。

④序文（はじめに、緒言）（Introduction）

序文は論文の導入部分です。序文は、研究の背景、意義、先行研究の検索と本研究の関連性、目的（仮説）と、本論に導くための簡潔な文章にまとめます。緒言の読みは、「しょげん」が正しく、「ちょげん」ではありません。

⑤研究方法（Methods）

データ収集方法、信頼できる結果が導き出せる妥当な方法、結果が再現できるように具体的な方法を書きます。対象の選定条件、抽出方法、人数、データの測定や収集方法、実験方法、介入方法、分析方法を正確に、規定枚数の割合を考慮し、その範囲内で要点を押さえ、かつ詳細に書きます。特別な工夫やオリジナルな点は強調します。

⑥結果（Results）

研究方法を実施して得られた事実のデータを図表にまとめ、文章を書きますが、図表と文章は一致させます。質的データは、カテゴリー化の過程（大カテゴリー、中カテゴリー等）がわかるように書きます。結果は事実のみを書いて、引用文献を使ったり、自

分の考えを述べることはしません。

⑦考察（Discussion）

ここでは、引用文献を使って自分の考えを論述していきます。結果に示したことから何がいえるのか、結論になること、新しい発見や特徴、結果が一般化できるのかを書きます。そして、その結果の要因やどのような価値があるのか、先行研究の文献と照合して論じます。自分たちの考えと結果を照合し、違う結果になったり、仮説が検証されなかった場合は、その原因を説明します。最後に研究の限界性と今後の課題を書きますが、自分の能力不足の言い訳は書きません。

⑧結論（Conclusion）

本研究で何がいえるのか、その発見、研究目的で明らかにした見解の総括を簡潔に書きます。

⑨謝辞（Acknowledgement）

著者でない研究協力者（患者様、ご家族、職員の方々、諸先生方等）に対して、本人に承諾をとって謝辞の意を記します。

⑩引用文献（Reference）

論文の最後に引用した文献を投稿規定、ルールに従って列挙します。論文中に出てこない文献は引用文献に載せません。また、参考にした文献（参考文献）も書くようにと投稿規定にあれば記述します。

■資料1　和文要旨・英文要旨（Abstract ）の例

表題：地域住民に対する排尿症状自己評価票の信頼性と妥当性

Reliability and Validity of the Assessment of Self-Continence for Residents

要　旨

目的　地域住民が自分の排尿症状を評価するための自己評価票（ASCR）の信頼性・妥当性を検証する．**対象と方法**　対象は，2013年10月から2014年12月までに，地域で開催された尿失禁予防の講習会に参加し調査の同意を得た10,095人のうち2,955人とした．調査は自記式質問紙法とした．質問紙の主な項目は，対象の背景８項目，研究者が地域住民用に開発した排尿症状自己評価票（ASCR），主要下部尿路症状質問票（CLSS）各11項目とした．信頼性の分析は，11評価項目のクロンバックα係数の算出と折半法により信頼性係数を算出した．妥当性はASCRとCLSSの相関分析を行った．**結果**　ASCRのクロンバックα係数は0.83，折半法による信頼性係数は0.86であった．また，ASCRとCLSSにおける対応する評価項目との間には有意な相関がみられた（p<0.01）．**結語**　ASCRは一定の信頼性及び妥当性を有することが確認され，地域住民の排尿自己評価への実用性が示唆された．

キーワード：地域住民，排尿，自己評価，排尿症状自己評価票

Abstract

Objective: We evaluated the reliability and validity of an Assessment of Self-Continence for Residents (ASCR) . **Methods**: The study participants were 2,955 residents among 10,095 community residents who attended a workshop about preventing urinary incontinence between October 2013 and December 2011. The participants completed a self-assessment questionnaire about their experience with urinary incontinence

論文投稿

symptoms. The questionnaire included seven items about the participant's backgrounds, 11 items of the ASCR, and 11 items of the Core Lower Urinary Tract Symptom Score (CLSS). We assessed the reliability of the ASCR using Cronbach's alpha coefficient and the split-half method. To assess the validity of the ASCR we compared the correlation coefficients of the ASCR with those of the CLSS. **Results**: Cronbach' s alpha coefficient and reliability coefficient by the split-half method were 0.83 and 0.86, respectively. There was a significant correlation between the ASCR and the CLSS ($p<0.01$). **Conclusion**: These findings suggest that the ASCR is reliable and valid, and that it can be used by community residents for the self-assessment of continence.

Keywords：community resident, urination, self-assessment, ASCR

例は、内田陽子が創作したもので、実在していない。

7 論文投稿時の注意点＊

・二重投稿はいけません。投稿中の論文を他の学会誌に投稿してはいけません。

・すでに掲載された論文の大部分、核となる部分を、新たな論文として投稿してはいけません。

・学会発表の抄録を論文として完全な形でまとめ通すのはよいです。しかし、論文中に初めて出た文献（抄録）について、どこの学会で発表したものかを明記します。

・できるだけ1つの論文にまとめられるものは1つの論文にします。大型、長期的、国際的プロジェクトで目的や結果が異なる場合は、複数本の論文発表が認められることもありますので、責任者や投稿先、編集部と検討してください。

・掲載された論文の著作権は発行元が保持していることが多いので、転載のときには、必ず許可を得ましょう。

・他人の業績や言葉、アイディアを自分の業績として発表することは剽窃（ひょうせつ）という不正行為になります。自分の過去の論文を別の論文で記載することは分量が少ない場合、許されますが、分量が多い場合や内容によっては自己剽窃、二重投稿の危険があります。注意しましょう。

＊参考文献：前田樹海，江藤裕之．APA に学ぶ看護系論文執筆のルール．医学書院，東京，2013.

8 英文を書いてみる、英文投稿

1 日本だけでなく世界の人に読んでもらう

日本語は日本人を中心にそれを知っている人しかわかりません。世界をみると、いろいろな言語が使われています。世界のより多くの人に自分の研究を知ってもらうためには、一番多く使用されている英語を使う必要があります。日本の学会誌でも、タイトル、著者、所属、要旨、キーワードは英文が求められます。英語で書かれている部分は、日本人以外でも理解してもらうことができます。

近年は、インターネットの時代であり、英語論文として投稿し、査読をクリアすれば、いとも簡単に世界に発信することが可能になりました。そして、それは日本語の論文と比較して格段にインパクトファクター（影響係数：引用の数で決定）の高い論文となります。大学の博士論文も英文で書かれることが多くなりました。

2 ネイティブチェックを受ける

英文を最初から書ける人は少ないと思われます。まずは、日本語で論文を書きますが、英文にすることを考えれば、英文法のことを意識して、日本語も簡潔に書きます。または、すでに出版されている英文のスタイルを参考にしたり、引用するなど英文から作成する方法もあります。したがって、文献検索の段階から、多くの英語論文を収集し読むことが求められます。

そして、日本語や英語の混在した文章、または、自分で英文にした原稿、もしくは、ほとんど日本語の場合、必ずネイティブチェックを受けます。英語ネイティブチェックとは、日本人が英文作成したものを、英語を母国語としている専門家であるネイティブの人が、訳文のスペル、構文、文法的ミスをチェックし、英文に作成、直すことをいいます。身近にネイティブの人がいない場合、それを専門にしている業者があるので、そこに依頼します。この場合、料金がかかるので見積りをとって、金額を確認しておきます。詳しい英文の書き方は、他の本に譲ります。本著では省略します。

3 インターネット登録、査読、掲載

投稿先は国内とちがって海外では多種多様あります。インパクトファクターや掲載されている論文の内容やレベル等をみて、投稿先を決めます。国内も最近はインターネット投稿になっています。規定どおり、英文・図表を添付ファイルできるように分割しておき、パソコン画面をよくみて、手続きを進めていきます。最初は、なかなかうまくいきません。根気が必要です。

データは第三者の手が加えられないPDFなどの資料にして送ります。または、投稿のときにPDFに変換されます。誤ってエクセルやワードなどの形で送り、手を加えられ変えられることを防ぐためです。ただ、PDFかエクセルかワードで送るのか、投稿規定は必ず確認しましょう。カバーレターといって英文のレジュメになる、簡単な説明、手紙を英文論文の他に用意します。

査読の結果や掲載等の知らせは、すべて英語で返ってきます。その理解に自信がない場合、辞書で調べたり、英語のよくわかる人の助けを求めましょう。そして、その返信も料金の支払いもインターネットからになりますので、注意が必要です。

■資料2　ネイティブチェックされた英文の例（赤線はチェック部分）

1. **Subjects**
~~Of~~ The 683 individuals who participated in 14 workshops on urinary incontinence prevention held at 16 sites in the G Prefecture, ~~683 residents who~~ and provided consent

for participation in the survey were selected[9]. Of these, 440 female residents were included in the present study. The d ~~D~~ata collection was performed in 2013.

2. **Survey methods and contents**

1) Survey overview and m~~M~~ain survey items

The subjects were asked to complete a self-administered questionnaire during the latter half of the workshop. The main survey items ~~were~~ included the subjects' background information ~~of the subjects~~, LUTS, and constipation history. The ~~subject~~ background data items included age, ~~attend a~~ hospital attendance, ~~use of~~ medication use, sleep habits, exercise habits, ~~frequency of going out~~ and frequency of outings. These parameters ~~are~~ have been well documented in ~~my~~ our previous reports as factors necessary for promoting independence and health in elderly individuals ~~people~~[6].

9 論文査読と評価

1 受付と受理

投稿された原稿は事務局で受付（リシーブ：received）されます。しかし、投稿規定にはずれたものは、受付されません。受付され、その後査読をクリアし、編集委員会で掲載可能と決定されれば、その論文は受理（アクセプト：acceped）と判断されます。

2 査読に対する回答

論文はすぐにはアクセプトされません。投稿後、数か月後（投稿先によって期間は異なる）、論文の査読結果が送られてきます。それに加えて、査読の先生から質問、意見が寄せられます。その質問や意見に回答し、論文を修正しなければなりません。この段階で多くの人がくじけてしまいます。査読のコメントや指摘がたくさんあると、それだけで次へ進めなくなるのです。しかし、ものはとらえようです。落ち着いて査読コメントに従って修正し、無理な場合はできないと回答します。とにかく丁寧に答えていくことがポイントとなります。論文とは別の用紙を準備し、その別紙にきちんと丁寧に回答を記述し、どこを修正したのかわかるように説明します。

質問・意見に回答を再び査読者が確認し、編集委員会で掲載するか決定されます。そして最終的に論文が採択されたかどうか、どの論文の種類に決定されたかの通知がきます。自分の思っていた論文の種類でなくて不服な場合は、他雑誌に投稿してもかまいませんが、同時に２種類の学会に投稿することは禁じられています（二重投稿）。

■査読者からの意見に対する回答　例文

この度は貴重なご意見をありがとうございました。以下に、それに対する回答とともに修正いたしましたのでご検討をよろしくお願いいたします。

1．「実践の回答得点を何点に振り分けたのか詳細を記述してください」について

回答：本研究は、「実践なし０点、実施した１点」としました。論文中もそのように修正いたしました。

2．「検定方法について 150 人のデータが正規分布をしているとは考えにくい。順序尺度なのでノンパラメトリック検定方法がよい」について

回答：ご指摘のとおり、ノンパラメトリック検定方法が妥当であると考えます。分析をやりなおして、表を新たに作成し、数字の変更とともに、文中の数字表記も変更いたしました。なお、ノンパラメトリック検定を行っても、年齢と実践回答にはｔ検定と同様に有意な差がみられました。したがって、考察と結論の内容には変更はございません。

3．脱字について

ご指摘いただいたようにすべて訂正いたしました。

3 査読後の校正原稿点検

掲載が決定されたら、校正原稿が届きます。これは印刷前のゲラ刷り原稿と呼ばれるものです。この校正は通常１回のみが多いので、１字１字点検し、データも確認し、赤字で修正していきます（大幅な変更は認められません）。そして、すみやかに指定された学会事務局もしくは印刷会社へ送ります。その後、学会誌が完成されて自宅に送られることになります。その際に、自分の論文のみを印刷した別刷の注文ができます。お世話になった方に配付したり、学位審査や就職などのときに提出を求められたりすることがあり、その後も使います。50 部からの注文になることが多く、最低 50 部は注文します。だいたいの場合は有料となります。私が知っているところでは 50 部で約３万円ぐらいですが、学会によって料金が違いますので確認してください。

仕上がった学会誌で活字になった自分の論文をみたときは、感無量です。そして、再び研究課題がみえてきて研究に取り組もうという意欲がわいてきます。

4 論文の評価される点・評価

学生のケーススタディや研究に対する評価点は、おおよそ決まっています。評価は、複数の項目で構成されています。どの部分に重きが置かれ、評価されるか事前に知って、論文を書くときから意識しておきます。

次頁に、私が考えた評価表をご紹介します。

■学生のケーススタディの評価表の項目

評価項目	得点
Ⅰ．論文や研究発表の内容についての評価	
1．序文では問題提起・文献検索の様子が書かれているか	
2．研究テーマ・目的は明確になっているか	
3．アセスメントの裏づけがあるか、看護上の問題点・目標設定されているか	
4．ケアの具体策はオリジナルで、工夫され、根拠がしっかりされているか	
5．結果には事例のケア実践と評価についての事実に沿った記述がされているか、表や図で適切に表現されているか	
6．考察は引用文献を使用しての議論や論点が定まっているか	
7．結論は目的の回答になっており、具体的でかつ簡潔にまとめられているか	
Ⅱ．発表態度についての評価	
1．音声は明確で態度も好感がもてたか	
2．メディアを有効に使用していたか	
3．決められた時間内に発表でき、質問にも答えられたか	
各 10 点で 100 点満点	合計　　　点

以下は、私が考える論文評価の点です。論文を書くときから、評価項目を意識して書くと、査読をクリアしやすいです。査読の先生方は、以下の点を審査しています。

■論文評価の項目

1．題目：研究の要となるキーワードが使われ、簡潔である。
・あいまいな言葉は使われていない。
・問題領域、研究目的を反映している。

2．序文：テーマに関連する一般論から自己の看護の領域まで読者を引き込むような説明がされている（引用が適切か）。
・研究の必要性を、文献検索の過程を追って説明している。
・問題提起（動機）、研究目的を含んでいる。

3．研究目的：目的を明らかにしようとしている。
・明確である。
・テーマと問題提起が一致している。

4．研究方法：研究の種類が明確で、倫理的配慮がされている。

≪事例研究≫
・事例紹介が簡潔で、かつ必要な情報をまとめている。
・看護上の問題点（看護診断、目標、具体策）が根拠あるアセスメントで導き出され、適切なものである、具体策は独創性、個別性、工夫がある。
・評価方法（看護の効果の測定方法）や分析方法が明確である。

≪調査研究≫

・対象の抽出法が明確で、十分な対象数と条件である。

・調査の内容と方法が具体的で調査の項目や尺度について詳細に説明されている、尺度は妥当なものである。

・分析方法は統計手法も含めて具体的に適切に記載されている。

≪実験研究≫

・対象の選択条件と十分な対象数が確保されている。

・実験方法が具体的で追試ができる（実験室、物品や測定器具が適切か、手順は明確か）。

・分析方法は統計手法も含めて具体的に適切に記載されている。

5．結果：具体的な看護の実際を事実に沿ってありのままに記述している。

・事実のデータを一目みてわかるように表や図に適切に表現して、それを文章化している。

・データは新規性がある。

・自分の解釈や考え、思いが混入していない。

6．考察：論点を明確にするため、見出しを付けて文章化している。

・どうしてこの結果が導かれたのか、その原因、根拠、分析、推論などの自己の見解が述べられている。

・引用、参考文献を使って、自己の見解の妥当性が説明できている。

・論旨に一貫性がある。

7．結論（まとめ）：研究目的に対する回答を簡潔に具体的に、本研究の新しい見解をまとめている。

・序文、研究目的から通して読んでも意味がつながっている。

8．おわりに：研究の課題、限界性、謝辞を記載している。

9．文献：引用、参考文献が規定どおり正確に記載されている。

・文献は豊富で質の高いものである。

■査読審査の基準例

1．ケアの質の向上につながる挑戦的な論文を評価する。
2．ケアの新規性、有用性を評価する。
3．テーマの重要性と十分な考察を評価する。<総説>
4．適切な方法論とケアの独創性を評価する。<原著>
5．今後の発展性、当該課題における萌芽性を評価する。<資料>
6．実践内容の具体的な記述と成果を評価する。<実践報告>

以上を、査読者２～３名の複数者の意見、および編集委員会にて審査され、総合判定（採否）が決定されます。

判定は、「１．このままで掲載可」「２．手直しすれば掲載可」「３．大幅な修正が必要」「４．掲載不可」に分けられます。

XIII 学位論文・審査

1 学位審査、学位取得（よりよい論文を書く）のための秘訣

近年、ケアに関連する看護やリハビリテーション、福祉の分野に大学院を設置する大学が増えています。大学院で学位をとるための秘訣を以下に述べます。

①受験する前に指導教員の業績を確認する

教員の能力を確かめるために、教員が書いた論文に目を通します。また、入試の前に教員に会って、自分の研究テーマについて面談をします。その後は、大学院合格のために学習準備を念入りにします。特に英語論文について身近なものとなるように取り組みます。

②日頃からよく研究室に行き、指導教員との交流をもつことです

入学したら教員とよく交流をもちます。そして、教員が抱えている研究室の研究プロジェクトは研究の演習だと思って役割を得て参加しましょう。調査票の作成も統計分析の方法も、研究のプロジェクトに参加し、手伝うことで身につきます。また、このことから論文に名前を載せてもらえることができれば研究業績も増えます。研究を受ける臨床の方は、実践の担当になることで業績になったり、深い学びができます。

③できるだけ学会発表をし、論文を書くことです

学位審査は、主審査委員、副審査委員の前、または学位論文発表会でプレゼンテーションしなければいけません。審査の前に１回から２回学会発表の経験があれば、審査のときも緊張の度合いが違います。また、発表だけでなく文章を書くことは非常に難しく、口頭では表現できても、書くとなるとなかなか思う通りに進みません。

私は院生時代、年間２、３本のペースで論文を書くようにしてきました。学会誌に投稿することで、査読の先生の意見から添削指導をしてもらったと思って、論文投稿しました。論文は数をこなすことによって、上達していきます。

学位論文そのものも重要ですが、関連する副論文も重要です。学位論文までの道のりを示す関連論文を多く書くようにしましょう。

④諦めない。壁にぶつかったら必ず書くようにする

学位論文までの道のり（あるいは学会発表や論文投稿し、採用されるまで）は厳しいものです。だから価値があるのです。途中で何回も挫折します。そのときには、いつも研究の基本に戻ります。「研究テーマと研究目的は？研究方法は妥当か？」など自分に問いかけます。そして、それを修正すべく、文章を書く、手を止めないことです。とにかく表現してみる、書いてみると次のステップに進めます。

先生方にアドバイスを求めるときも必ず書いたものをみせて、意見をもらうようにしましょう。書いたものがなく、口頭だけでアドバイスを求めても活字、論文にならないことが多いです。何度も何度も研究計画書を書き直し、論文も何度も何度も書き直す。

この繰り返しが論文として完全な形になるのです。

⑤博士論文、原著論文、よい論文をとにかくどんどん読んで、よい部分を物まねする

学会誌に掲載される学位論文（特に博士論文）の原著論文を日頃からよく読みます。自分の研究に近いものを集め、そして、真似るのです。テーマの斬新さ、研究方法（調査内容と方法、分析方法）、結果の表のデータ表示、考察の文章の書き方等をよく読んで自分の論文に取り入れる、物まねしてみるという気持ちで読みます。

また、英語の原著論文も読みます。日本だけではなく、海外の論文を読んでいくとさらに発見は大きいです。英語のハンディはありますが、辞書をひきながら、意味をつかんでいきます。英文であっても研究の骨組み（研究目的、方法、結果、結論）に焦点をあてて読むとわかるものです。すべて、辞書をひいて、全部を翻訳・理解しなくてもよいのです。海外の雑誌の「JAMA」などは日本版（日本語に訳している）も出版されていますので、英文和文の両方に目を通すことができます。

⑥よい指導者からアドバイスをもらう

研究は主体的な活動です。誰かにしてもらうのではなく、自分で考え、作り上げていく主体性、自主性、自立性、自律性、独創性、厳しさ等が求められます。自分で文献検索し、研究計画書を作成し、データを収集し、分析し、論文を書いていく。これらの過程を自分で行っていくのです。

そうはいっても、その過程のなかで、よい論文を書くためには、よい指導者からアドバイスをもらうことです。指導者は通常、自分が所属する研究室にいる教員になります。ですから、受験するときは、指導教員の研究業績を必ずチェックしておくことが大切なのは先に述べたとおりです。よい研究者は、斬新な研究論文を第一線に立って、自らも書き続けており、かつ後輩も育てています。

自分の所属する研究室の教員だけでなく、大学外の教員、臨床の専門家、そして患者さんやご家族からアドバイスを受けることも重要です。私は経済的評価研究を手がけるとき、その方法論について、多くの経済学者にアドバイスをもらいました。人脈はちょっとしたきっかけで作ることができます。アポイントをとって、貴重な時間をいただき直接指導を受けます。

⑦めんどくさがらない。とにかく足を使い現地に行く

研究はとにかく、大変な作業です。丁寧にまめに手をかけ、足を使い現地に行って、手間をかける努力をしましょう。

調査票だけを現場の方に渡して、すべてをお願いして、調査票の回収と分析だけをするというのは虫がよすぎます。調査は何度も足を運ぶのです。「研究の原点、看護の真実は現場にあり」という言葉を忘れずに、労を惜しまず、データをいただくことに感謝しましょう。

私は、依頼する機関にまめに足を運び、自ら看護実践をしてデータをとるように心がけています。また、自分の研究だけでなく、看護師さんが困っていることの相談も日頃から受けます。よい研究は、自ら実践してみる、また患者さんや看護師さんの立場をよく理解することから始まります。

ともすれば、書くことに集中し、研究室にこもりがちになり、臨床軽視の考え方が無意識に自分の中に出てきます。私は調査のときに、偶然にもある患者さんを緊急訪問することがあり、救急車に同乗したことがありました。そのとき患者さんが私の手を握って「助けてください」と懇願されました。私は「なんとか苦痛を取り除きたい。絶対よくなるように援助する」と思いました。そのとき、忘れかけていた看護の原点に気づかせてもらいました。患者さんに直接触れて、看護実践することから、研究がはじまるのです。

⑧同じ研究室、研究メンバーと情報交換する

研究する仲間同士ですからわからないこと、大変なことを助け合いましょう。また、研究の役割分担やそれぞれ発表するテーマ・目的・結果なども決めておきます。でないと、後でもめる原因となります。

⑨研究成果を現場に還元する

現地のすべてには足を運べない全国的なアンケート調査の場合は、研究成果を現場に還元するために、そのまとめたものを後日郵送したり、学会で発表したりします。足を運べる場所は研究成果を持参し、職員に感謝の言葉を述べます。

⑩雑学、趣味で自分のアイディアを磨く

ケアは対象である人間を幅広く捉え、理解することが重要です。ですから、ケアの勉強も大切ですが、雑学、趣味も重要だと考えます。私は、看護師の経験のなかで、ご家族から「患者さんとしてみることに慣れ、普通の人間のことがわかっていない」と言われたことがあります。看護師としての私は１人のその人をみるのではなく、「患者」という色メガネでみていることに気づかされました。

その後、私は経済学・経営学を学ぶために、一回り年下の学生と一緒に大学に入学しました。その４年間は経営管理、マーケティング、財務管理、人事管理、経営組織論、経営戦略等を学び、ゼミでは地元の工場見学や株式会社の経営分析をしました。その看護以外の学びが大学院での看護研究に活かされました。そこでは、人間をみる視点が広がり、「看護経済、看護経営の研究」にチャレンジできました。現在社会では、ナンバーワンになるよりも、オンリーワンになることが求められています。誰もができない研究、誰もできない発想が最も重要であるといえます。

民俗学にも興味があり、歴史資料館に行き、古いもの、展示、解説をみることが好きです。また、豪農の家や古い建築物をみることも好きです。そして、これらをくまなくメモし、文字だけでなく絵も描いて保存しています。古くから存在している「人間の特徴や行動、知恵」に触れることから、新しい看護のアイディアが浮かんできます。そして、趣味は演劇です。学生時代は脚本、演出、役者をしていました。それをするためにはあらゆることを学ばないといけません。これらは、文献検索、文章作成、表現力につながっています。ですから、私は時間をうまくやりくりして、雑学や趣味は大いに楽しんで取り組んでいます。

⑪審査の準備はしっかりする

審査の準備はしっかりすること。それが審査に通るコツです。慌てて一夜漬けで準備するのではなく、十分に前から準備を確実にしていきます。

まず、①準備資料をファイルに入れ整理します。最初の頁には博士論文（論文または原著論文別刷、パワーポイント資料)、副論文（博士論文以外で博士論文のテーマに関連する論文、すでに掲載済みの別刷)、関係資料（引用・参考文献、質問されそうな点に対しての基礎資料、統計や医学的なもの）等、質問されてもすぐわかるように整理しておきます。つぎに、②プレゼンテーションではパワーポイントを用意し、あまり原稿に頼らず、わかりやすく、明瞭に、堂々と発表できるように練習します。パワーポイントの枚数や内容をよく頭に入れておき、何回も口頭練習を行い、時間内で流暢に発表できるようにします。③指導教官とよく事前の打ち合わせをしておきます。また、後輩など第三者に聞いてもらって、発表の意味が理解できるか確認しておきます。

⑫審査の当日の対応

審査のための準備をしっかりした後、当日は早めに審査会場に行き、準備をします。機器の点検は前日にしますが、当日も点検します。また、その部屋の掃除をします。最後のプレゼンテーションの練習をします。審査の先生が登場されたら、本番のプレゼンテーションを 20 ～ 30 分程度で行います。その後は、審査委員からの質疑応答ですが、落ち着いて対応します。質問されたことが実施していないことであるなら、「実施していない」と正直に答えましょう。そして、その質問の意図を謙虚に受け止め、研究の課題としましょう。公開審査の場合、審査の先生以外の方々も発表を聞いています。全体的な印象を悪くしないためにも、服装や身なりにも注意し、発表も参加者全員に理解してもらえるように意識します。

2 論文作成後の感謝の気持ち

論文は１人の力ではできません。自分の力だけでできたという高慢な態度ではなく、お世話になった先生、臨床の職員の方々に感謝の言葉を述べましょう。論文の別刷を持参し、ごあいさつ、もしくは感謝の気持ちを記したお手紙を送ります。その後も現場に足を運び、アドバイザーとして相談にのるなど職員の力になることが大切です。忙しい業務の中、研究に協力することは、職員にとって負担がかかります。それでも協力していただいたことに感謝します。

3 活字に残す重要性

私は今まで何度か死ぬかと思うような体験をしてきました。例えば、幼い頃ドブに逆さまに転落したこと、川でおぼれたこと、台風の中、船に乗り転覆するかと思ったことなど。思えば人生はいつも安泰とは限らず、また限界もあり、いつかは終焉を迎えます。お金や高価な物品を集めてもあの世には持っていけません。死ぬまでに、何を残そうかなぁと考えると、やはり「研究論文、著書かな」と思うのです。自分の経験、考えを活字に残せば、自分が死んでも残ります。それを読んだ人たちの何かの役に立つ可能性もあるのです。そして、そのことがまた自分の人生の意味として残るのです。皆さんもぜひ研究を活字や論文にして残すようにしてみませんか。

4 プロフェッショナルとは

臨床現場で研究をしている方々には、ケアを改善したいと思っている人は多いです。しかし、研究ができる人がイコールよいケアの提供者とは限りません。私はプロフェッショナルとは、患者さんのアウトカムを維持、高める人、安楽を与えられる人、本当の意味で患者さんに親身になってケアを工夫し、改良の努力をする方だと思うのです。

ですから、研究者はできるだけ、謙虚に現場の職員に学び、職員も研究者の知識を学び、互いに共同研究していくことが大切です。互いに持っているものを認め合い、手を取り合って連携していくことです。私の尊敬する人の１人である山崎京子さんは看護師出身の方ですが、その臨床の看護実践、管理者としての姿勢、人間性を尊敬しています。彼女は研究者ではないので研究は私が、臨床実践とデータ収集は彼女が担当し、共同して数多くの論文を発表してきました。お互いの得意分野で力を出し合い、多くの研究者と臨床の方々が団結し、共同研究を進めていってほしいと考えています。今や、激動の医療・保健・福祉の世界です。関連職種が一致団結して新しいケアの開発をしていかなくてはなりません。

5 なんのために研究するか

私は看護学校を卒業して看護師を５年間、看護教員を３年間した後、大学の研究生（１年間）、大学生（４年間）、大学院生（５年間）と非常に長い学生生活をしてきました。そして、現在、大学教員として 10 年以上の年月が過ぎました。長い間、学習と研究に取り組んできました。その間に「よくそんなに研究できるね」「どうしてたくさん論文を書けるのか」という質問をよくされました。「なんのために研究するか？」その質問の回答を以下に述べたいと思います。

■なぜ研究をし続けるのか？の回答

①自分が知りたい、やってみたいという知的好奇心。
②現実を変えたいという改革心。
③よい看護を受けたい、やりたいという欲求。
④困っている患者さん、職員の方々の役に立ちたい。
⑤ケアの研究は自分に向いている、できそう、高嶺の花ではない。
⑥わけのわからないケアの現象がわかっていく楽しさ。
⑦自分のアイディアが効果を上げたときの喜び。
⑧業績が増えることで知名度が上がり、いろんな人と交流できる、人間として成長できる。
⑨私のミッションと思うから。

思いついたことを書きましたが、なんといっても「私は研究が好きなんだ」ということです。

6 創造性の重要性

研究には創造性が求められます。優秀な院生たちですが、偏差値が抜群によい学生、試験でよい成績を収める学生が、必ずしもよい研究をするとは限りません。研究は与えられた問題を解くのではなく、むしろ、自分で作り出していく、生みの力が要求されます。ところが、最近の世の中、なぜか、みな同じ発想になっているように思います。マスメディアの影響もあり、それは仕方ないこと、それもよい点があるかと思いますが、独創性、オリジナルな発想、奇想天外なアイディアを出す力が弱くなっているような気がするのです。研究は、「優等生より変わり者のほうが向いているのでは？」と思うことしきりです。

料理も、与えられた材料で通り一辺倒な方法で行うのではなく、自分のオリジナルな料理を開発する。家も自分で設計し、建てていく。演劇も脚本どおりでなく、自分も考えて演出していく。自分で曲を創り上げるというような創造力が研究にも求められます。臨床でも研究室でも大学でも、変人を歓迎する、育てていく土壌がほしいと思います。私は研究室に閉じこもるのではなく、自分のアイディアが浮かんだら、文献検索し、研究計画書を作成して、すぐに現場に足を運び、実践し、改革していく、そういった勇気と行動力のある人を育てたいと思います。そのためには、私自身も見本となれるよう努力し続けたいと強く念じています。以下の資料は私の教え子と一緒にまとめた論文です。

■資料　論文の例

東日本大震災におけるグループホーム入所者の認知症高齢者に対する効果的な避難方法

Effective evaluation behaviors for elderly persons with dementia living in a group home during the Great East Japan Earthquake

佐藤すみれSumire Sato [1]　内田陽子Yoko Uchida [2]
虎ノ門病院Toranomon Hospital [1]　群馬大学Gunma University [2]

抄　録

本研究の目的は，東日本大震災発生時におけるグループホーム入所中の認知症高齢者の効果的な避難方法，大地震発生時における非効果的な避難方法を明らかにすることである．対象は，東北・関東地方の岩手県，宮城県，福島県，茨城県，千葉県のグループホーム1,005か所のうち返信のあった197か所とした．研究方法は，グループホーム管理者に説明文と質問を記載した往復はがきを郵送し，記入，返信を求めた．結果は，ホームの職員数は15人(中央値)，建築年数は９年であった．大震災発生時の状況として，入居者９人のうち，避難困難者は２人，１人の避難に費やした時間は５分であった．効果的な避難方法は，声をかける，屋内待機等，非効果的な避難方法は，予測できない状況に対応できなかった，声をかける等にカテゴリー化した．以上より，具体的な声かけや行動を設定し，土地の特徴に合わせた避難訓練を日頃から行うことが必要である．

キーワード：東日本大震災，認知症，グループホーム，避難行動，避難訓練

This study aimed to clarify whether effective or ineffective evaluation behaviors occurred for elderly persons with dementia who were living in a group home during the Great East Japan Earthquake. From 1,005 group homes in the Tohoku Kanto area, Japan—including the Iwate, Miyagi, Fukushima, Ibaragi, and Chiba prefectures—197 group homes were targeted for this study. We sent reply-paid cards containing an explanation of the study and a questionnaire regarding the evacuation method to the administrators of the aforementioned group homes. According to the replies we received, the number of staff members was 15 (median) and the building age was 9 years. When the Great East Japan Earthquake occurred, 2 out of 9 group home dwellers had difficulty evacuating and the time per person to evacuate was 5 minutes. The effective evacuation behaviors were categorized into "voice instruction" and "gathering at one place," and the ineffective methods were categorized into "cannot handle unpredictable situations" and "voice instruction." In conclusion, to promote effective evaluation behaviors, concrete words and example behaviors for emergency evacuation should be prepared in advance, and evacuation training that is tailored to each region's characteristics should be performed routinely.

Keywords: the Great East Japan Earthquake, dementia, group home, disaster drill, evacuation behavior

はじめに

2011年３月11日わが国は東日本大震災に見舞われた．被害の大きかった太平洋沿岸部の県である東北・関東地方の岩手県，宮城県，福島県，茨城県，千葉県では死者約２万人の多くの犠牲者がでた[1]．今後も地震発生が予測されており，我々看護・介護者は利用者を守るための対策が求められている．わが国は超高齢社会となり，それに伴い，認知症高齢者は増加している．また，認知症高齢者のケアシステムも多様であり，家庭的で馴染みの関係ができやすい小規模の施設が近年登場している．特にグループホームは９名という人数の認知症高齢者の共同生活を営む施設として地域のなかで増加している．しかし，少人数であるがゆえに，職員数も少なく，地震対策も整備されていない．認知症高齢者は，地震発生時の判断や行動は自分ではできず，また，職員による避難行動は困難であることが予測できる．

震災時における認知症高齢者に関する先行研究を検索した結果，岩手県沿岸部の施設では，認知症高齢者など多くの「災害弱者」が犠牲となり[2]，避難所生活でのストレスは，認知症の方の症状を悪化させたり，認知症とまではいえないレベルだった人でも，認知症を発症するきっかけになったりすることもあった[3]．また，認知症は自然災害による精神的負荷の影響を強く受けやすい[4]ことや，認知症または自立度が中等度だと，地震直後に動揺している[5]ことなどの研究はされているが，地震直後の効果的な対応は明らかにした文献は少ない．

本研究の目的は，①東日本大震災発生時における認知症高齢者の効果的だった避難方法，②非効果的だった避難方法，③震災を経験した後，現在職員が考える効果的な避難方法，以上３点を明らかにすることとした．これより，今後起こりうる大震災に対応できる効果的な認知症高齢者避難マニュアル作成のための基礎資料とする．

研究方法

１．対象

本研究の対象施設は，2013年７月現在HPで公開されているオアシスナビ・ハートページ（http://www.oasisnavi.com/categ=0/type=10/）一覧表に掲載されている東北・関東地方の岩手県146件，宮城県194件，福島県

188件，茨城県148件，千葉県329件のグループホーム1,005か所とした．これらの県を対象とした理由は，大地震の震源地に近く，被害が大きかったためである．調査票の回答対象者は，ホーム内の状況を理解する施設管理者とした．

2．調査方法・内容

1）調査方法

管理者に説明文と質問を記載した往復はがきを郵送し，記入，返信を求めた．往復はがきにした理由は，回答者に負担をかけないよう質問数を最低限にし，自由記載の回答欄を小さくして書く欄を少なくし，返信の負担を減らすためである．

2）調査項目

往復はがきの主な調査項目は，①ホームの背景（職員数，ホームの築年数，土地の特徴），②2011年3月11日の大震災発生時，9名の認知症高齢者のうち避難誘導に時間を要した人数とその1人当たりに費やした時間，③大震災時に効果的だった避難方法，④非効果的だった避難方法，⑤大震災後の現在考えている効果的な避難誘導方法とした．回答方法は，ホームの背景や大地震発生時の避難状況については回答を設定し，該当する回答にチェックし，数字を記入してもらった．③から⑤の質問については，2から3行書くことができる欄への自由記載とした．回答は，管理者が入所している9名の利用者の状況，ホームの状況を記録があればそれを確認し振り返って行ってもらった．

3）分析方法

調査項目のホームの背景や大地震発生時の避難状況はSPSS21で統計解析を行い，自由記載欄でのデータは，研究者複数がカテゴリー化を行った．

3．倫理的配慮

管理者に対して往復はがきの往信部分に説明文を記載し，グループホーム名・個人名を特定する情報は収集せず，往復はがきの郵送返信をもって最終的な同意を得たとした．往復はがきは研究以外には使用せず，鍵のかかる場所に保管した．本研究は，群馬大学医学部疫学研究倫理委員会の承認を得て，実施した（受付番号24－11）．

結果

調査票を郵送した施設1,005か所のうち返

表1　グループホームの背景　n=197

項目	内訳	n	%	中央値
職員数	27人以下	187	94.9	15人
	28人以上	5	2.5	
	NA	5	2.5	
ホームの建築年数	1～5年	33	16.7	9年
	6～10	113	57.3	
	11～20	37	18.8	
	21～30	6	3.0	
	31～40	1	0.5	
	NA	7	3.6	
土地の特徴（複数回答あり）	市街地にある	84	42.6	
	河川や海が近い	43	21.8	
	崖が近い	5	2.5	
	その他	73	37.1	
一人の避難に費やした時間	5分以下	71	36.0	5分
	6～10分	27	13.7	
	11～20分	13	6.6	
	21分以上	6	3.0	
	NA	80	40.6	

NA：無回答

信があったのは，岩手県48件，宮城県44件，福島県30件，茨城県19件，千葉県56件の総197件であった．

1．グループホームの背景（表1）

対象グループホームの職員数の中央値は15人，ホームの建築年数の中央値は9年である．グループホームの立地は，多い順に「市街地にある」が42.6%，「河川や海が近い」が21.8%，「崖が近い」が2.5%であった．

2．2011年3月11日の大地震発生時の状況

対象グループホームの入居者数の中央値は9人，避難に困難を有した者の中央値は2人，1人の避難に費やした時間の中央値は5分であった．

3．2011年3月11日大地震発生後の状況

1)大地震時に効果的だった避難方法(表2)

自由記載欄のデータをまとめたところ,「声をかける」「屋内の1か所に集める」「屋外に避難」「身を守る」「避難方法を工夫する」「必要物品を持って避難」の大カテゴリーが抽出された．その中でも「声をかける」が最も多く，その中では，安心させる声かけが特に多かった．また,「声をかける」「屋内の1か所に集める」は，どちらも宮城県と千葉県が他県と比べて多かった．

2)大地震時に非効果だった避難方法(表3)

「予測しない状況に対応できなかった」「声をかける」「職員の動揺」「身を守る」「屋内の1か所に集める」の大カテゴリーが抽出された.「声をかける」や「屋内の1か所に集める」は効果的だった声かけ・避難方法にも含まれていた.「声をかける」は，他県と比べて福島県が多かった．

3）震災を経験し，現在考えている効果的な声かけ・避難誘導方法，避難訓練(表3)

「声をかける」「回数を設定した避難訓練の実施」「状況に合わせた避難訓練の実施」「職員が落ち着いた対応をとる」「地域住民との協力」「身を守る」の大カテゴリーが抽出された.「声をかける」の大カテゴリーは岩手県と宮城県が多く,「回数を設定した避難訓練の実施」は福島県が特に多かった．

考察

1．効果的な避難方法と非効果的にならないた

表2　大地震発生時に効果のあった避難方法（上位6位）

大カテゴリー	中カテゴリー	具体的な回答	岩手	宮城	福島	茨城	千葉	計
声をかける	・安心させる声かけ ・指示をする ・地震、避難の説明等	「大丈夫ですよ」 「座ってください」 「念のために避難しよう」	18	20	11	7	21	77
屋内の1か所に集める	・共有スペース ・その場 ・玄関　等	「食堂に集まった」 「揺れている間はその場から動かず様子をみた」	8	13	6	4	18	49
屋外に避難	・車の中 ・庭 ・駐車場　等	「車に移動した」 「とにかく外の駐車場に避難していただいた」	3	2	1	4	7	17
身を守る	・テーブルの下に身を隠す ・頭部を保護	「日頃から訓練をしていたため、とっさに座布団で頭部を守った」	4	4	2	2	4	16
避難方法を工夫する	・手引き誘導 ・階段に畳を置き、滑り台のようにする等	「職員の手引き誘導が一番わかりやすかった」	1	0	3	3	1	8
必要物品を持って避難	・水とオムツ ・避難グッズ	「避難グッズを持ち出せるよう準備」	0	0	0	1	1	2

めの注意点

1）声をかける

「安心させる声かけ」は効果的な方法として上位にあがった．認知症高齢者とのコミュニケーションを成功させるためには，相手は共感・受け止めの声かけをすることが求められる[7)]．また，認知症高齢者は，相手が自分の言うことを繰り返すと理解されたと感じ，落ち着く[8)]．大地震発生時にも，安心させる声かけは，落ち着いてもらうために重要である．その一方で，職員が安心させる声かけをしたが効果がなかった施設もあった．認知症のレベルによっては言語を理解できない人もいる．この場合，言語でなく安心した態度で対応する必要がある．また，「指示・説明」の場合も，個人の理解にあわせた言葉を選んだ場合は効果があり，難しい言葉では混乱を招き非効果的であった．つまり，入所者全員に同じような声かけをするのではなく，入所者１人１人の理解度に合わせた声かけをすることで，認知症高齢者を混乱させず，スムーズな避難につながると考えられる．

2）職員の動揺

職員が動揺せず認知症高齢者に接した場合はスムーズに避難でき，職員が認知症高齢者の前で動揺した場合はスムーズに避難することができなかった．これは，ミラーニューロンという脳の神経細胞の働きによるものだと考えられる．相手が笑顔だと，自分も笑顔を作る運動系神経細胞が働き思わず笑顔になる[8)]．職員が動揺せず落ち着いた態度で認知症高齢者に対応することは，認知症高齢者の落ち着きにもつながる．

3）避難誘導先

今回，効果的な方法として，「屋内の１か所にとどまる」と「屋外に避難する」の２つに分かれたが，それぞれ利点欠点があると考えられる．屋内の１か所にとどまるでは，顔なじみの職員や他の入所者と一緒にいることで不安や混乱を取り除くことができる[9)]．また，利用者全員を１か所に集めることにより，利用者の状況確認，ケアの効率化が図られ，さらに，利用者の精神

表３　大地震発生時に非効果的だった避難方法（上位５位）

大カテゴリー	中カテゴリー	具体的な回答	岩手	宮城	福島	茨城	千葉	計
予測しない状況に対応できなかった	・ライフラインの切断 ・避難場所への適応不能 ・時間がかかった　等	「エレベーターが使えず、階下に移動に時間を要した」 「市役所より指示のあった所へ行ったが、寒くていられず、場所を移った」	2	8	4	4	7	25
声をかける	・具体的な説明 ・大声を出す ・普段通りの声かけ等	「認知症のため、状況説明や事実の押し付けは、強い混乱を引き起こした」	3	10	2	2	3	20
職員の動揺	・強引な避難 ・慌てる	「寝ている方をお姫様だっこした」 「両腕より抱え、ほぼ引っ張った」	2	4	2	0	4	12
身を守る	・テーブルの下に身を隠す ・頭部を保護	「しゃがめなかった」 「頭部を守るための布団類の準備に時間がかかった」	1	0	2	0	4	7
屋内の１か所に集める	・各ユニット毎 ・２階　等	「2Fへの避難が大変だった」 「おさまって、また2Fへ移動したため、1Fへの避難は無駄だった」	0	1	0	0	2	3

的な不安感を軽減することができる[10]．それに，天気に影響されることがない．しかし一方で，建物の耐震性が少ない場合，崩壊する危険性がある．屋外への避難はこの反対で，建物の崩壊から身を守ることができるが，環境が変わることで認知症高齢者が動揺する可能性がある．また，地域や季節，天気によっては防寒・防水対策が必要になると考えられる．よって，屋内にとどまるのか，屋外に避難するのかまた臨機応変の対処法を施設ごと確実に決めておく必要がある．東北地方などの雪が降る地域は，夏と冬の避難誘導先を別に考えておく必要がある．

4）身を守る

身を守るには，「テーブルの下に身を隠す」と「頭部を保護する」の２つの方法があった．これは効果的であると同時に非効果的な方法にも記載がみられた．これは，これらの指示を認知症高齢者が理解できたかどうか，その動作ができるかどうかの違いであると推測される．また，テーブルの下にもぐるという行動は，車椅子から下車し，上体を下げ，這うという動作が求められ，高齢者にとって大きな負担がかかる．テーブルの下にもぐることと頭部保護の動作を比べた場合，頭部保護のほうが，動作が単純で有効的であるといえる．しかし，頭部保護の場合，防災頭巾や雑誌，クッションなど，常に近くに設置し，その行動を訓練しておく必要がある．

2．グループホーム避難時における職員の役割

東日本大震災時前後での自覚症状有訴者率を調査した研究では，全身症状，消化器症状，筋骨格系症状等が，被災地の住民に多く認められたとのことである[11]．したがって，認知症高齢者の場合，体調や認知機能の悪化はかなりの率で発生することになる．東日本大震災では避難所においては感染者が多く発生し避難所が閉鎖されたところもある[12]．つまり，けっして，避難所も安全な場所とはいえない．また，広い体育館，知らない人々の間で認知症高齢者は環境の不適合を起こして，さらに体調が悪くなると考えられる．

表４　震災を経験し、現在考えている効果的な声かけ・避難誘導方法・避難訓練（上位７位）

大カテゴリー	中カテゴリー	具体的な回答	岩手	宮城	福島	茨城	千葉	計
声をかける	・安心させる声かけ ・指示をする ・地震、避難の説明　等	「私たちがついてるよ」 「むやみに動かないで」 「なぜ避難が必要か説明」	13	17	5	4	9	48
回数を設定した避難訓練の実施	・年３回以上 ・年１～２回	「毎月 15 日を訓練日としている」 「年２回のうち１回は自然災害を想定」	7	7	12	2	9	37
状況に合わせた避難訓練の実施	・大地震を想定 ・津波を想定 ・夜間を想定　等	「訓練は大地震を想定」 「津波を想定し、避難が速い車椅子を使用」 「職員が一人を想定」	6	9	6	6	8	35
職員が落ち着いた対応をとる	・落ち着いて行動 ・冷静に判断 ・静かな対応　等	「落ち着いた様子を見せる」 「慌てない」	4	4	5	2	6	21
地域住民との協力	・人手の確保 ・普段からの交流 ・避難訓練の協力　等	「いざという時に助け合う」 「町内会との連携」	4	4	2	2	6	18
職員間の連携	・職員の役割分担 ・お互い声をかけ合う ・連絡網の充実　等	「歩ける人と車椅子の人を誘導する職員をそれぞれ決めておく」	1	2	6	2	0	11
身を守る	・頭部を保護	「全員分の防災頭巾を用意」	2	0	1	0	4	7

東日本大震災では地域の介護支援専門員は，独居の人，高齢夫婦のみの人，医療ニーズの高い人が優先的に安否確認されている[13]．必ずしも，認知症高齢者は優先順位が高くないのである．グループホームでは，介護支援専門員に依存することなく，自らが率先して避難誘導をしなければならない．今回，明らかになった結果を踏まえ，各グループホームは具体的な声かけや行動を記載した効果的なマニュアルの改訂をする必要がある．また，各県で回答に特徴があったことから，自分達の地域の特徴，地理地形，風土を考慮した訓練が求められる．

本研究の限界と今後の課題

本研究の今回の調査方法は往復はがきによるもので，詳細な関連分析まで至らなかった．今後は，ホームの立地条件を踏まえた調査分析が必要である．また，これを基に，具体的な避難方法マニュアルを作成し，その効果を検証する必要がある．

謝辞

震災後の復興がままならないなか，本研究にご協力いただきましたグループホームの管理者ならびに職員の方々，避難訓練に関する助言を頂きました群馬県地域密着型サービス連絡協議会会長井上謙一様に深く感謝申し上げます．

引用文献

1）総務省消防庁．平成 23 年（2011）東北地方太平洋地震（東日本大震災）について．2013.（http. //www.fdma.go.jp/bn/higaihou/pdf/jishin/148.pdf，2013.10）
2）高橋智．岩手県の被災状況とその対応－高齢者認知症のケアを中心に－．老年精神医学雑誌，23: 150-154; 2012.
3）遠藤英俊．被災と認知症．Geriatric Medicine, 51: 79-81; 2013.
4）植木昭紀，守田嘉男，三好功峰．阪神大震災の痴呆症状への影響に関する研究．日本老年医学会雑誌，33: 573-579; 1996.
5）櫻井玲奈，内田陽子，坂入和也．地震発生時におけるグループホーム入所中の認知症高齢者の反応と職員の対処方法の特徴．日本認知症ケア学会誌，12: 246; 2012.
6）菊池和子，佐藤彰子，山口健太，他．地域包括センターの機能；現状と課題－仙台市における認知症対策の取組みから－．老年精神医学雑誌，23: 299-304; 2012.
7）小名留美，柴田幸枝，内田陽子．訴えを繰り返す認知症高齢者の真のニーズの探求－プロセスコードによる分析－．看護技術，55: 51-56; 2009.
8）Feil N．痴呆症の人との超コミュニケーション法バリデーション．第 2 版．筒井書房，東京，p.95, 2001.
9）山口晴保．認知症の正しい理解と包括的医療・ケアのポイント　快一徹！脳活性化リハビリテーションで進行を防ごう．第 2 版．協同医書出版社，東京，pp.174-175，2010.
10）松橋明子，村上照子．高齢者施設における災害時の対応－新潟県中越地震にて避難者を受け入れた施設への調査から－．日本赤十字秋田看護大学紀要・日本赤十字秋田短期大学紀要，16: 37-44; 2011.
11）渡邉崇，鈴木寿則，坪谷透，他．東日本大震災前後での自覚症状有訴者率の変化－被災者健康診査と国民生活健康調査の比較－．厚生の指標，60: 1-6; 2013.
12）金美賢，神垣太郎，三村啓司，他．東日本大震災後の宮城県における避難所感染症サーベイランス．日本公衆衛生学会誌．60: 659-664; 2013.
13）岡田直人，白澤政和，峰本佳世子．東日本大震災における居宅介護支援事業所と地域包括センターによる利用者の安否確認の実態の比較と実態－岩手県・宮城県の沿岸部と内陸部の比較をもとに－．厚生の指標．60: 33-40; 2013.

＊本研究は、第 15 回日本認知症ケア学会大会・抄録集、p324、2014 年で発表したものを、日本認知症ケア学会の投稿規定にしたがって、論文化したものである。この論文は学会に投稿掲載されてはいないもので、本書に掲載した。また、本書の 126 ～ 128 頁のパワーポイントを論文化したものである。

●論文作成の諸注意

1 論文作成にあたって

1 文章の基本

自分の考えを文章に表現することは大変難しいことです。特に、近年では活字離れが進んでいるので、メール文章は書けても、論文を書くことが苦手な方は多いです。

文章は、読む側にたち、読者が理解しやすい文章でなければなりません。そのために、主語と述語を明確に、接続詞や段落、見出し、通し番号、各用語を適切に使います。また、論文ですから、一貫した論旨が求められます。文章の重複も避け、長さも考えます。文章を書くことに慣れていない場合、1段落中の文は長くしないようにします。1文は1から2行が適量でしょう。

2 句読点の使い方

句読点は文章に区切りやリズムを整え、理解しやすくする役割をもっています。

日本語でよく使われている読点（、）と句点（。）は日本語の縦書きに昔から使われてきました。近年では、日本語も横書きが多くなったことから、横書きにも使われています。

読点（、）は、語句、文節を明確にする目的で用います。しかし、語句あるいは文節のたびに使うとかえって読みにくくなるので、優先的な箇所に用いるのが適当です。1文に1～2か所が目安といわれています。

句点（。）は、文章の区切りとして文章の最後に使います。しかし、主に名詞で文を止める体言止めには使用しません。

英文や最近の日本語の学術論文では、読点や句点を使っていません。その代わりに、コンマ（,）、ピリオド（.）が使われています。コンマ（,）は語句の間に、ピリオド（.）は文の終わりに付けます。また、コロン（：）とセミコロン（；）も使用されています。コロンは、比率（1：9）や、引用文献リストで発行地と出版社の間（例：New York：Wiley）、何かを列挙するとき（例：I need to buy three things at the store: book, pen, and Japanese paper.）、何かを定義するときに使います（例：Need: Client have need of care.）。セミコロンは接続副詞の代わり、または、それを使いながら2つの文章をつなぐときに使います（例：Exercising is a good way to keep health; beside, it also helps to lose weight.）。その他、ダッシュ（－）はセンテンスを区切り、追加情報を挿入する場合に使われます（例：These two clients － one from the men group and one from the second women group － were tested speedy.）

ちなみに、読点（、）句点（。）とコンマ（,）、ピリオド（.）を一緒に使っている文章はありません。投稿規定と掲載されている論文を確認しましょう。

2 国内における文献の書き方

1 引用文献・参考文献とは

引用文献はその文献の文章や図表をそのまま使用・紹介したり、まねしたりした文献であり、参考文献はそのままの使用やまねはしないが、参考（文献をみて自分の考えの足しにする）にした文献をいいます。ここでは、特に引用文献に注意しないといけません。それはそのまま紹介したり、まねしたりすると著作権で問題になるからです。

2 引用文献の書き方

本文中の文献引用については、以下のように書きます。

内田[1)]は,「…………」と述べている.

内田は「…………」[1)]と述べている.

「…………」はそのままの文章を持ってきます。これが引用というものです。または、

…………．（内田，1999）と指摘され、

と「　　」は付けずにその要約を表現することもあります。

上付きの数字である、内田[1)]、この数字は引用した文献がわかるように付けられており、論文最後の引用文献リストに数字を順に並べて、文献名等を書きます。また、著者の姓、発行年である（内田，1999）を書く場合は、論文の最後にアルファベット順にまとめてリストします。

<学術論文の引用文献記述例>

1）内田陽子（著者）：在宅ケア利用者の要介護レベル別 ADL 変化からみた費用の効率的使用法（研究の題名），お茶の水学会誌（雑誌名），50（4）（巻数（号数））：154-155（頁），2002（出版年）.

注）通巻で頁が振られている場合は、巻：通巻頁、各号ごとに頁が振られている場合は、巻（号）：各号頁とする。学術雑誌の多くは、頁が通巻で振られているので、巻：通巻頁とする。

<書籍・単行本の引用文献記述例>

1）島内節，友安直子，内田陽子（著者）：在宅ケアーアウトカム評価と質改善の方法ー（書籍名）．第 1 版（版数）．pp.56（頁），医学書院（出版社），東京（発行地），2002（出版年）.

3 参考文献の書き方

参考文献の書き方は雑誌の場合は同じですが、書籍の場合は、頁は不要となります。また、文献の順序は、著者名のアルファベッド順、あるいは 50 音順、または発行年の

順に並べます。

4 学術論文投稿規定にあった文献の書き方をする

学術論文投稿の場合は、投稿規定に記載された規定にそって文献を書いてください。

学会誌によって著者名や、その後の記述順序、コンマ、ピリオドの打ち方など細かく、かつ異なるルールが決められているので、必ず確認をして、その通りに記述します。

＜K 学会誌の場合＞

・文献の記載方法は下記に従う

(1) 文献については、本文中に著者名、発行年次を括弧表示する。

(2) 文献は著者名のアルファベッド順に列記する。但し、共著者名は 3 名まで表記する。

[雑誌掲載論文]

・著者名（発行年次）：論文の表題，掲載雑誌名，巻もしくは巻（号），最初の頁数－最後の頁数.

[単行本]

・著者名（発行年次）：論文の表題，編者名，書名（版数），頁数，出版社名，発行地.

[翻訳書]

・原著者名（原書の発行年次）／訳者名（翻訳書の発行年次）：翻訳書の書名（版数），出版社名，発行地.

■引用文献の書き方 1 ：アルファベット順に書く場合（H 学会誌）

Avedis Donabedian（1968）／勝原祐美子（1997）：看護ケアの質評価における課題，看護の「質評価」をめぐる基礎知識，日本看護協会出版会，123，東京.

季羽倭文子，島内節，内田恵美子他（1996）：日本訪問看護振興財団「訪問看護の質に関する調査研究」事業報告書，平成 8 年度老人保健健康増進等事業，健康保険組合連合会，pp.118-126.

中谷久恵，森下安子，島内節他（1999）：高齢者在宅ケアプランの実施状況とニーズ解決に関する研究，日本在宅ケア学会誌，3（1），46-52.

発行地は発行された場所で、「例：東京」と書きます。

■引用文献の書き方 2 ：論文中で番号をふり、その番号順に書く場合

1）内田陽子：在宅ケア利用者の要介護レベル別 ADL 変化からみた費用の効率的使用法，お茶の水学会誌，50（4）：154 － 155，2002.

2）岡谷恵子：看護ケアの質評価の日本的展開，看護の「質評価」をめぐる基礎知識，p.26，日本看護協会出版会，東京，1997.

3）森田久美子，島内節，友安直子，他：訪問看護利用者におけるアウトカム変化の検討，日本在宅ケア学会誌，6（1）：46，2002.

引用文献・参考文献については別章で独立して説明を加えていますので、詳細はその部分を読んでください。

5 頁番号

頁番号は、引用部分を含む開始頁と終了頁を表示します。学術論文以外（書籍など）の場合は、複数頁は pp.、単一頁は p. を付けます。

例：書籍の単一頁引用

内田陽子．解剖生理ポイントブック．第 1 版，p.24，照林社，2012.

例：書籍の複数頁引用

内田陽子．看護過程学習ガイド．初版，pp.30-31，学研メディカル秀潤社，1999.

学術論文の場合、引用部分の頁を示すのではなく、その論文の開始頁と終了頁をハイフンで区切り、雑誌名、巻（号）の後に p. あるいは pp. を付けずに番号のみ書く場合もある。（国内論文には pp. を付けているものもある）

例：内田陽子．地域住民の受診病院と満足度－期待度に影響を及ぼす要因－．日本在宅ケア学会誌，5(1)：27-33，2001.

3 直接引用と要約引用とは何か *

引用表示をせずに引用したら、著作権を侵害することになります。研究者としてきちんとルールを知り、論文中の引用は正しく記述しましょう。以下にそのポイントをまとめます。

1 引用の種類

- 引用には、①直接引用と②要約引用の 2 種類があります。
- 直接引用は、文献の文章やデータ、図表の一部をそのまま引用、記載します。どこを引用したかわかるように、「　　　　」を付ける。「　　　」の中の文章は、引用文献の原点に記載されている内容を一字一句間違わず正確に記述します。
- 要約引用は、そのまま引用はしていないが、文献内容を要約して記述すること。この場合、「　　　　」は不要です。
- 引用には、誰の文献で、何年のものかわかるように表示します。この表示は、通常（　　　）で、引用内容文の前や後ろに書きます。

■直接引用の例

「看護学生の学内演習で，シミュレーション導入群は，導入しない群と比べて，臨地実習で高齢者のイメージ得点が高まった（$p<0.05$）」（内田，2014）の報告がある.

■要約引用の例

看護師と看護学生の理解度得点に有意な差はなかったという報告（内田，2014）もある.

付録

2 引用の形式について

引用の形式には、①ハーバードスタイルと②バンクーバースタイルがあります。ルールを知って正しく引用文献の記述をしましょう。投稿規定に沿ってどちらかを選びます。
①ハーバードスタイルは、著者年号形式になります。(　　　) を付けて、そのなかに、著者名と年号を記述する。最後の引用文献のリストでは、著者のアルファベッド順に並べる。
②バンクーバースタイルは、引用の部分の上付きに番号を表示する。最後の引用文献リストでは、本文中に最初から出てきた引用番号順に並べる。

■ハーバードスタイル著者年号文中形式の例

「無菌室に入っている患者の筋力は，トレーニング介入した場合，筋力で10%高くなる($p<0.05$)」(内田，2014) との報告がある.

■バンクーバースタイル著者年号文中引用形式の例

「高齢者の便秘は弛緩性便秘が多い」[1)] といわれている.

3 引用著者の表示

８名以上の共著者は最初の６名を列挙し、ピリオドと半角スペースを３回繰り返し、最終著者名を入れます。最終著者は責任著者（corresponding author）とされます *。

＊前田樹海，江原裕之．APA に学ぶ看護系論文執筆のルール．医学書院，東京，p.80，2013.

ただし、規定で３名のみで、それ以上は「～ら」で表示するところもあります。規定をよく確認しましょう。

■例

内田陽子，井上梨恵，柏崎茜，山田景子，青木実季、宮澤真優美．．．内田美貴，
内田陽子，井上梨恵，柏崎茜ら.

4 引用する時の注意事項

引用は正しくしないと、盗用あるいは剽窃（ひょうせつ）といって、他人の言葉やアイディアを盗んでいるとされます。引用とは、他人の著作物の利用で、引用の範囲であれば、自由に他人の著作物を使用することができます。盗用あるいは剽窃とは、引用の範囲を越えて他人の著作物を無断で使用したことをいいます。

引用の範囲とは、本文に対して「従」の関係で他人の文章を使用することで、あくまでも執筆者本人の文章が「主」で、引用文はそれに対して「従」の関係になければなりません。他人の文章でほとんどが埋まっている論文では、「従」の関係にあるとはいえません。

引用にあたっては、以下のことに注意してください。

■注意事項

- 引用に必然性があること。
- その文献を入手して、実際に読んでいること。
- よく読んで、自分の論文の引用にふさわしい文献か、文章かを確認する。
- 孫引きはしないこと。孫引きとは、A 論文に引用されている B 引用文献について、B 文献を読まずに引用すること。つまり、引用文献は、自分の手に入手でき、読んでいるものを使うのでなければいけない。
- 自分の書いた文献も、引用した場合は、きちんと引用文献とする。
- ネット上の文献の文章を安易にコピー＆ペーストしないこと。
- 引用著者の言葉を言い換えて引用するときも引用文献として出典を明らかにすること。

＊参考文献：前田樹海，江藤裕之．APA に学ぶ看護系論文執筆のルール．医学書院，東京，pp.4-5，58-63，2013.

引用の範囲を超えて、他人の文章や図表をどうしても使用したい場合は、転載となります。引用は自由ですが、転載の場合、転載する元の論文の執筆者と論文発行の出版社に転載について許諾をもらう必要があります。

4 論文投稿における原稿の文字・数値・単位などの表示について＊

論文に記載する文字や数値、単位などの表示は投稿しようとする学会誌などの投稿規定に従います。また、その学会誌や雑誌に記載されている論文をみて、文字や数値、単位などを意識して確認します。

1 投稿規定を守る

- 文字の大きさは投稿規定に従います。本文文字は 10.5 ポイントとか、タイトルは 11 ポイントとか、規定されています。
- 原稿 1 枚の文字数、行数も規定に従います。1 枚 20 文字× 20 行、40 文字× 40 行などと書かれています。また、余白上下左右 25mm とか、全部の原稿枚数の規定もなされています。図表も含めますので、きちんと計算をして、規定枚数内で収めるようにします。規定枚数を超えると、それだけで受け付けてもらえない場合があります。

2 表記ルール

通常のルールについて、以下に述べます。投稿規定によって異なることがあるので、その場合は規定に従います。

- **数値は漢字でなく、算用数字で、半角で表記し、桁も区切ります。**

◯よい例：対象者の性別について男性は 114 名であった.

×悪い例：対象者の性別について男性は百十四人であった．→漢字にしない
対象者の性別について男性は１１４人であった．→全角にしない

○よい例：医療費は 15,000 円となった．
×悪い例：医療費は 15000 円となった．→桁区切りがなく、誤認しやすい．

・**英文字も半角で表記します。**
○よい例：MMSE
×悪い例：ＭＭＳＥ →全角にしない

○よい例：Mini-Mental State Examination
×悪い例：Ｍｉｎｉ－Ｍｅｎｔａｌ　Ｓｔａｔｅ　Ｅｘａｍｉｎａｔｉｏｎ
→全角にしない

・**単位も半角や大文字、小文字に注意します。これも、投稿規定や掲載論文で確認します。**
○よい例：消毒液の濃度は 45g/L
×悪い例：消毒液の濃度は 45g/l　→リットルの文字の場合は大文字

○よい例：介入前の血糖値は 200mg/dl　→小文字で表すことが明白になっているので、大文字は使わない．

・**数字は通常、半角で、小数点の打ち方にも注意しましょう。**
○よい例：対象者の平均年齢は 67.5 ± 14.6 歳であった．
×悪い例：対象者の平均年齢は６７．５±１４．５歳であった．→全角にしない

○よい例：年齢と不安得点間の相関係数は .56 であった．
×悪い例：年齢と不安得点間の相関係数は 0.56 であった．
→理論上 1 を超えない数値（確率や相関係数など）は 1 を示す 0 を表記しない．
＊ただし、場合によっては、0.56 と表示したほうがよい原稿もあるので、規定の確認をする．

・**図表を本文で説明する場合は、図表番号で説明します。**
○よい例：対象者の不安得点の変化を図 3 に示した．
×悪い例：対象者の不安得点の変化は左図に示した．→位置関係は出版社の編集で左右され、誤認が生じる．

・**p 値は等号表示と実数を書く場合があります。**
例その１：女性群の平均得点は 30.6 ± 12.3 点で男性よりも得点が高く有意な差がみ

られた（$p < 0.05$）.

例その２：女性群の平均得点は 30.6 ± 12.3 点で男性よりも得点が高く有意な差がみられた（$p = 0.023$）.

・法人名や株式会社までは書かなくてよいです。

〇よい例：照林社

×悪い例：株式会社　照林社

〇よい例：日本看護協会

×悪い例：公益社団法人　日本看護協会

・ローマ数字は使いません。

〇よい例：１．はじめに

×悪い例：Ⅰ．はじめに

学会誌によっては、ローマ数字を使っているところがあります．また、はじめに、研究方法、結果、考察、文献の見出しには数字をふらないところもあるので、規定と掲載されている論文を確認しましょう．

・副詞、接続詞にはやたら漢字を使いません。

〇よい例：すべて，ついに，まず，もっとも，および，なお，もちろん，しかし

×悪い例：全て，遂に，先ず，最も，及び，尚，勿論，然し

＊参考文献：前田樹海，江藤裕之．APA に学ぶ看護系論文執筆のルール．医学書院、2013．鈴木庄亮，川田智之．保健・医療・福祉のための論文のまとめ方と書き方．南江堂，p.89，2000.

・スペースを正しく入れます。

以下のときにはスペース（半角の空欄）を空けます。

・等号（=）、プラスマイナス記号（±）、両側に数字がくる演算子は左右それぞれに１スペース空ける。

例　× n=23　〇 n = 23　× 56.8 ± 12.5　〇 56.8 ± 12.5

・数字と単位の間は１スペース空ける＊。

例　× 9.5ml　〇 9.5 ml

・数字のパーセントはスペースを空けない＊。

例　× 50 %　〇 50%

＊参考文献：ネル・L・ケネディ著，菱田治子訳．アクセプトされる英語医学論文を書こう！－ワークショップ方式による英語の弱点克服法－．メジカルビュー社，東京，p.207，2001.

とにかく文章の書き方については、専門にまとめられている書籍を確認することと、各学会等の投稿規定をよく参照して、不具合のないように書くことを心がけてください。

看護研究で皆ハッピーに！

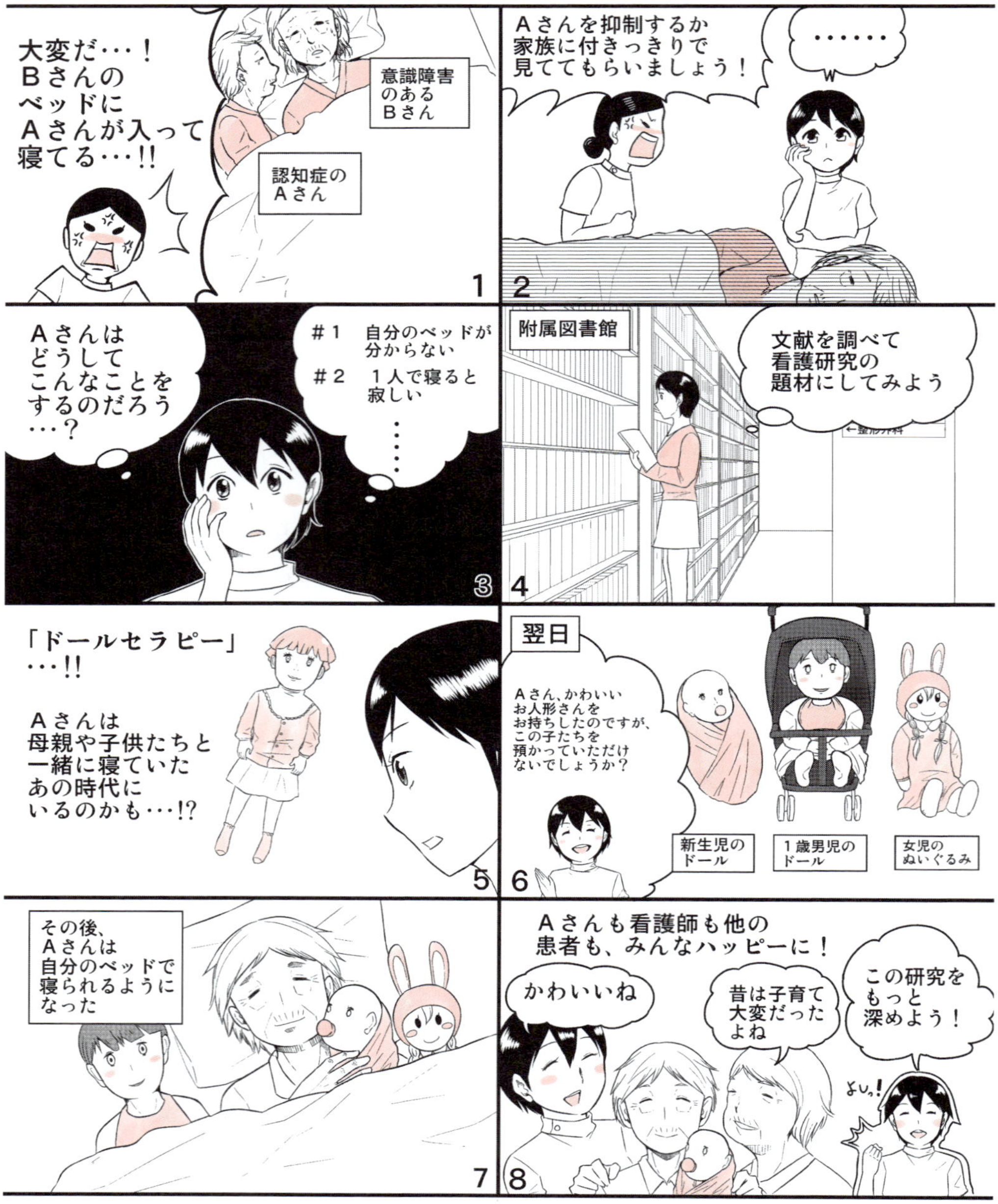

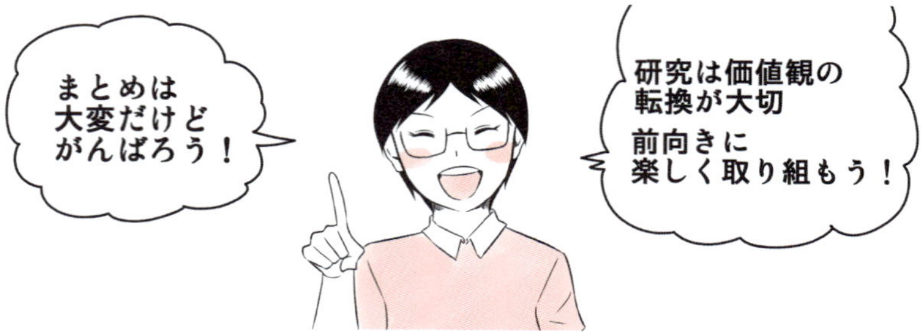

おわりに

いかがでしたでしょうか。この本を読んで研究をやってみたいという気持ちになりましたか？または、今研究をしている方には参考になったでしょうか。私は現在まで数多くの研究に取り組んできましたが､同時にたくさんの失敗を重ねてきました｡研究のルールを知らないことで、まわりの方へご迷惑をかけたこともありました。投稿しても受付、受理されないこともたくさんありました。何回も研究に取り組んで論文を書いても、まだ、知らないこと、未熟な点がたくさんあります。私は群馬大学でベストティーチャー・優秀賞を受けたことがありますが、失敗の多い私はワーストティーチャーでもあるのです。この本では、現在の私の能力の限界値までしかお伝えできておりません。特に、統計のところでは、難解な統計を私流で解説しております。皆様には専門書を読んで、私の足りないところは自ら学習していただきたく思っております。

失敗は多く、落ち込むことがあっても、私はこれからも研究に取り組んでいきたいと思っております。まだまだケアには未知な部分がたくさんあります。それを追求していきたいのです。そして、多くの後輩を育てていきたいとも思っております。先人達の知恵や工夫を謙虚に学び、勇気をもってケアの世界を切り開き、新しい分野を皆様と一緒に開拓していきたいと願っております。

この本をまとめるにあたり、事例の提供や編集作業の協力をしてくれた私の教え子達、また、本として世に出ることを応援していただいた皆様、照林社の高橋修一さん、他の方々に深く感謝いたします。

著　者

内田陽子（うちだようこ）

広島生まれ。岡山赤十字看護専門学校卒業後、岡山赤十字病院勤務、看護師をしている時に、日本赤十字社幹部看護師研修所に派遣され、そこで、看護研究の本格的な講義を受ける。その後、岡山赤十字病院、同看護専門学校勤務を経て、結婚退職。結婚後、日本赤十字看護大学特別研究生で研究を本格的に学び、関東学園大学経済学部経営学科を卒業し経営学士、東京医科歯科大学大学院で看護学博士を取得。現在、群馬大学大学院保健学研究科教授。多くの病院や施設、在宅等で看護研究や看護過程、老年看護、ケアマネジメントの講義や研修会を行っている。群馬大学ベストティーチャー・優秀賞の経験あり。

イラスト・漫画

江原美幸（えばらみゆき）

群馬大学医学部看護学専攻卒業。内田陽子の教え子。プロの漫画家めざして奮闘中。

●研究用語集

あ

アウトカム
outcome

成果。看護ケアでは、ケアの結果として患者・家族に現れたものをさす。患者満足度や転倒、転落、褥瘡、院内感染、誤薬の発生率などで評価される。

アウトカム評価
outcome assessment

ケアした結果、成果が、目標を達成できたかどうかを評価すること。

アクションプラン
action plan

行動計画。現場で生じている問題や状況(よい点も含む)の改善を図るための職員の具体的な行動計画。プランにはメンバー、プランの種類(改善と強化)、実践期間、目指すべき成果(目標)、問題点・強化の分析、実行プランなどが明記される。

アクションリサーチ
action research

臨床現場での問題解決のために実験研究と実地での介入研究を連結して行う研究方法。研究者と職員が協働して、現場で生じている問題や状況(よい点も含む)を探索し、解決を図るアクションプラン(行動計画)を立案、実践、評価する研究方法。

アクセプト
acceped

投稿された論文が受付され、その後査読をクリアし、編集委員会で掲載可能と決定されること。

アブストラクト
abstract

論文内容を簡潔に、包括的にまとめたもの。研究の目的、対象、方法、結果、結論が網羅されなければならない。要旨、要約、抄録、抄訳、概要ともよばれる。

α係数
coefficient alpha

測定手段の信頼性の係数。1に近いほど信頼性が高く、0.8～0.9前後がよいといわれる。

アンケート
questionnaire

多くの人に、決まった内容で行う質問調査法。

医学中央雑誌
医学中央雑誌刊行会が発行する、日本国内発行の、医学・歯学・薬学・看護学と関連分野の定期刊行物の文献データベース。医学中央雑誌のインターネット検索サイトが医中誌Webで、1977年以降の約6,000誌から収録された約1,000万件の論文情報を検索できる。

一元配置分散分析
one-way analysis of variance

3群間以上の平均値の差を検定する方法。2群間の平均値の差はt検定を用いる。

因果関係
causal relation

現象間に存在する、原因によってその現象(結果)が導かれるという関係。

インシデントスタディ
incident study

事例のある部分(インシデント)に焦点をあてて、分析する事例研究。

因子分析
factor analysis

複数の変量間の相関関係を、少数の潜在的変量(因子)で説明する手法。

インパクトファクター
impact factor

その論文の影響度、引用された頻度を測る指標。

引用
citation

他人の著作(さまざまな文献から得た事実やデータ、意見など)を自分の論文に取り入れること。

引用文献
cited reference

論文の本文中で言及し使用した文献。

➡参考文献と区別する。

後向き研究
retrospective study

過去の事例や事象について振り返って調査する研究。

内訳棒グラフ
stacked bar chart

棒グラフの1つで、棒に内訳が入ったグラフ。項目ごとの集計値の全体に対する割合と、全体の合計値を比較する場合に適する。積み上げ棒グラフともいう。

影響係数
➡インパクトファクターともいう。

疫学研究に関する倫理指針
ethical guidelines for epidemiological research

平成14年に文部科学省と厚生労働省が示した疫学研究に関する倫理の指針。平成16年、19年に全部改正があり、最新版は平成20年の一部改正版。

疫学的研究方法
epidemiological approach

人間集団を対象にした健康に関わる要因を明らかにする研究。記述研究、横断研究、縦断研究、生態学研究、コホート研究、症例対照研究、介入研究、症例対照介入研究、メタアナリシス等がある。

エスノグラフィー法
ethnography

民族誌学。フィールドワークにより人の生活を記述する文化人類学的手法。研究者は研究対象とする集団の中に入って行動を共にしながらデータを収集する(参加観察法)。

SPSS
Statisitical Package for Social Science

社会科学のための統計パッケージ。複雑な量的分析を行う際に便利な統計解析ソフト。

円グラフ
circular chart

円の面積に占める割合で項目の面積を比較するグラフ。項目ごとの集計値の全体に対する割合を表現する場合に適する。

横断研究
cross-sectional study

個人の原因と疾病の関係を同時に明らかにする研究。

オープンコーディング
open coding

グラウンデッドセオリー法の手法。収集した質的データのいきいきとした生きた言葉を、抽象化するのではなく、そのまま抜き出して、コード化すること。

折れ線グラフ
line chart

棒グラフの先端を線で結び棒の部分を消去したグラフ。時間の経過に伴う集計値の変化を表現する場合に適する。

か

回帰曲線
regression curve

散布図におけるデータの散らばりを回帰分析によって近似的に直線で表現したもの。近似曲線ともいう。

➡散布図、参照。

χ^2検定
square test

質的データ(名義尺度・順序尺度)の２群間がもつ特徴の関係性の割合が同じかどうかを検定すること。２つの変数の関係性が強いと大きな数値になる。

介入研究
interventional study

実際にケア介入(新しく開発した、考えた、工夫した看護内容や方法を実施する)をしてみる研究。

開発研究
development research

新しいケア方法や評価法、看護機器・製品を開発する研究。

学位論文
academic dissertation

学位取得のための論文。学部卒業のための(学士の学位取得のための)卒業論文、大学院で修士の学位を取得するための修士論文、大学院で博士の学位を取得するための博士論文が含まれる。

確率
probability

ある事象が発生する可能性の大きさを表す数値。

仮説
hypothesis

実験・観察・調査などの前に結果を予測して立てられた仮の説。独立変数と従属変数で構成される。独立変数は原因、従属変数は結果という因果関係があり、仮説は因果関係の法則を予測することになる。

片側検定
one-tailed test

仮説の棄却域が片側にある検定。得られた結果の方向性を考慮して棄却を行う場合は片側検定となる。例えば、対象者の平均値は母集団のそれより大きい(小さい)のを確かめるときに用いる。 ➡両側検定も参照し比較。

カテゴリー
category

質的データの中の同種のものをまとめるための抽象的な名称。コードの上位概念。

カテゴリー化分析
category analysis

質的データの中の同種のものをまとめて群にして、中カテゴリー、大カテゴリーにカテゴリー化すること。

カテゴリーデータ
categorical data

名義尺度とも言う。 ➡名義尺度参照。

カテゴリーの生成
category genesis

グラウンデッドセオリー法の手法。質的データのコードだけの一覧表を作成し、その内容をカテゴリーとして生成すること。

間隔尺度
interval scale

序列が付けられるカテゴリーで構成され、カテゴリーの間隔は等間隔だが、原点(０)のないもの。値の間隔に意味のある尺度。

看護診断
nursing diagnosis

看護が介入しうる患者の問題を診断し、表現する標準用語。

観察法
observational method

研究対象者の特性、言動、反応などを観察によってとらえデータとする方法。

関連図
association chart

対象の持つ諸情報を分解し、各情報間の関連を二次元的な平面で図示したもの。情報間の関連から対象の状況を概観し、問題の全体像を把握するのに役立つ。

棄却域
rejection region

仮説検定で、統計量がその領域に入れば仮説を棄却できる区域。棄却域に入れば、めったに起こらないことが起きたとして、仮説を棄却する。

記述研究
descriptive study

原因(曝露といわれる)は触れずに、単に疾病の頻度を明らかにする研究方法。

記述統計
descriptive statistics

データの傾向や性質、特徴を把握し、記述する手法で、基礎となる統計。度数と割合、その分布、代表値(平均値、標準偏差、中央値、最大値、最小値など)をさす。

距離尺度
distance scale

間隔尺度のこと。

➡間隔尺度参照。

キーワード
key words

主となる言葉、単語。

グラウンデッドセオリー法
grounded theory approach

多くのデータを集めて、個々の解析から理論を見出そうとする質的研究で用いられる分析方法の1つ。

クラスカルウォリス検定
Kruskal-Wallis test

多群間でデータに対応がなく、順序を示した変数が正規分布をとらない場合に行う検定。

➡２群間はマンホイットニー検定。

クロス集計
cross tabs

変数間の組み合わせによるデータの分布傾向を調べること。

クロス表
cross tabulation

２つの量的変数を縦軸、横軸に分けて表にし、変数の度数を入れ、その関係性をみられるようにしたもの。

クロンバックのα係数
Cronbach's alpha

内的整合性からみた信頼性係数であり、項目間の相関が高く、項目数が多いとα係数は高くなる。

ケアの質
quality of care

質とは、本来備わっている特性の集まりが要求事項を満たす程度と定義される(ISO)。ケアの質は、患者満足の程度であり、構造(ストラクチャー)、過程(プロセス)、結果(アウトカム)の３側面から評価される。提供するサービスの品質を向上させることを質改善(quality improvement；QI)という。

継続的比較分析
constant comparative method

グラウンデッドセオリー法の手法。生成したカテゴリーについて、他のケースや状況などと比較して分析を続けること。

KJ法
KJ method

データをカードに記入し、グループごとにまとめ、図式化し、分類整理する方法。

ケーススタディ
case study

ある事例に対して詳しく調べ分析、研究したもの。

➡事例研究といわれる。

研究(論文形式における)
research

原著までは至らないが、研究成果の意義は大きく、特定分野の発展に寄与するもの。

研究計画書
research porposal

研究メンバー、研究テーマ、研究の必要性(問題提起、文献検索の経過を含む)、研究方法(１．対象、２．調査内容と方法、３．分析方法)までを含む研究全体の計画書。

研究助成資金
research grant

研究助成団体から助成された研究資金。研究助成団体には、公的法人として、木村看護教育振興財団、日本訪問看護振興財団、佐川がん研究助成振興財団、笹川医学医療研究財団、学会からの助成として、日本救急看護学会、日本精神科看護技術協会、日本クリティカルケア学会、国による助成として科学研究費補助金(文部科学省)、厚生労働科学研究費補助金(厚生労働省)などがある。

原著
original article

独創性があり、研究テーマは今までになく新しい知見があるもの。

検定
test

得られた差が偶然でなく、仮説を支持するに足るものか確率論的に分析すること。

構成式面接法
structured interview

すべての質問を細かく設定する面接方法。

構造図
component drawing

対象の構造に着目し、対象を構成する要素間の並列的あるいは階層的関連を二次元的な平面で図示したもの。要素間の関連から対象の状況を概観するのに役立つ。

口頭発表
verbal presentation

口頭で研究を発表すること。学位審査での口頭諮問、学会での口頭発表がある。

個人情報
personal data

個人を特定できる情報。①患者の氏名(実名のイニシャル)、②患者の現住所(地域名や地方名)、③患者の生年月日、④所属する施設名や病棟名、⑤患者の入院年月日などが含まれる。

コーディング
coding

生のデータを類型化して名称を付ける(コード化する)こと。コンピュータ処理するために、データに数量を示す記号を付ける場合も、言葉や語句を用いる場合もある。質的研究では、文章を構成する概念をコードと呼ぶ。

コホート研究
cohort study

コホート(一定の期間、追跡される人間集団)を用いた追跡研究法。

コントロール群
control group

対照研究で研究中の介入を受けない群。対照群ともいう。新しい介入に効果があるかどうかを確かめるため、新しい治療を受ける群(実験群)と比較される。

さ

再構成
reconstruction

看護場面の再構成。プロセスレコードに患者の言動、看護者の言動・考察を記録し、自らの体験した看護場面をふりかえることによって、対人関係やコミュニケーションについて学ぶ方法。

最小値
minimum value ; min

一番最小の値。

最大値
maximum value ; max

一番最大の値。

最頻値
mode

最も度数が高い(多い)値。モードともいう。

査読
peer review

論文の掲載や出版の前に、同じ専門分野に精通する研究者がその内容を評価・訂正すること。

参考文献
reference literature

論文中に引用はしていないが、執筆の過程全体を通じて参考、利用した文献。

➡引用文献と区別する。

散布図
scatter plot

２組のデータ(xやy)をペアにして、プロット(縦軸と横軸に対応するように数値を置く)で表現したグラフ。データの散らばりや特徴的なパターンを表現する場合に適する。

サンプリング
sampling

母集団から標本を採取・抽出すること。作為的(意識してよいデータ、自分の都合のよい対象を選ぶ)にすることなく、無作為(ランダム、まったくの偶然によって)に抽出するのが望ましい。

サンプル
sample

母集団の部分集合のこと。

➡標本とも呼ばれる。

実験群
experimental group

対照研究で研究中の介入を受ける群。新しい介入に効果があるかどうかを確かめるため、新しい介入を受けない群(コントロール群)と比較される。

実験研究
experiment study

理論や仮説が正しいかどうかを、人為的に一定の条件を設定し、実験をして確認する研究方法。

質的研究
qualitative study

研究対象者の会話や行動、記述内容など数量に置き換えられないデータを基に分析される研究。

質的データ
qualitative data

四則演算ができないデータ。名義尺度・順序尺度のデータがこれに属する。

質問紙
questionnaire

調査研究を行うために被験者が回答できるように質問や選択の項目をあらかじめ設定し、対象者に回答を記述してもらう調査票。アンケート調査票。

尺度
scale

スケールともいう。特定の対象の事柄(例えば、自立度や苦痛等)を測定するものさし。統計用語では、変数と数値を対応させる基準のことをいう。

尺度水準
level of measurement

統計データの性質を数学・統計学的に分類する基準。尺度には大きく分けて名義尺度・順序尺度・間隔尺度・比率尺度の４つがあり、名義尺度＜順序尺度＜間隔尺度＜比例尺度の順に情報量は多くなる。

JAMA
Journal of the American Medical Association

米国医学会の医学雑誌。ウェブサイトの検索も可能。

重回帰分析
multiple regression analysis

回帰分析の変数を複数にした方法。１つの従属変数(目的変数)を、複数の独立変数(説明変数)を用いて予測する方法。

従属変数
dependent variable

他の変数の影響を受けて変化する変数。原因－結果という因果関係においては結果にあたるもの。目的変数ともいう。

縦断研究
longitudinal study

縦断研究は、同一対象者にある一定の期間を設定し、各時点(２回以上)で継続して調査を行うもの。

主成分分析
principal component analysis ; PCA

多次元のデータのもつ情報をできるだけ損わずに、主成分軸から１次元、２次元に縮約して分析する方法。

順序尺度
ordinal scale

よい・普通・悪い、大・中・小など序列の付けられるカテゴリーで構成されているが、カテゴリー同士での間隔は等間隔ではないもの。順序に意味のある尺度。

症例対照介入研究
case-control interventional study

介入効果を明らかにするために、介入なしのコントロール群と介入する実験群を設定し、比較分析する研究。

症例対照研究
case-control study

比較対照の症例をおいた研究。

資料
material

特定分野における貴重な資料データを提供する論文。

事例研究
case study

ケーススタディ。実際に起こった事例を考察することで、新たな理論の構築、また既存理論の検証などを行う研究方法。ヒストリカルスタディとインシデントスタディがある。

信頼性
reliability

同じ集団に同じ試験を何回行っても同一の結果が得られる統計学的性質。測定結果の一貫性の度合い。再現性。

信頼性係数
reliability coefficient

測定内容の一貫性を意味し、0.00～1.00の数値で、数値が高いほど信頼性が高い。通常0.7～0.9あればよいとされる。 ➡α係数を参照。

ストラクチャー
structure

構造。看護ケアでは、ケアが提供される前提となる人材、設備や備品、環境、システムをさす。

Spearmanの相関係数
Spearman correlation coefficient

順位相関。2つの順序で示される変数の関係を統計値で説明したもの。正規分布していない場合に用いる。

正規分布
normal distribution

データの平均値を中心にして左右対称になる分布。

生態学研究
ecology study

生物の事象を環境との関係など生態を研究する研究方法。既存のデータを利用して、集団間の原因と疾病の頻度の関係を比較する研究。

正の相関
positive relationship

Xが増加すればYが増加し、Xが減少すればYも減少するという関係。

➡負の相関とは逆になる。

責任著者
corresponding author

共同で書かれた論文の、最後に上げられている著者。研究の発案、実施について管轄し、リーダーとしての役割を担った人である。

説明変数
explanatory variable

目的変数を説明する変数のこと。

➡独立変数ともいう。

セル
cell

クロス表の1つの枡。

相関係数
correlation coefficient

2つの量的変数の関係を説明した統計値。片方の変数が増加した場合に、もう片方も変化するのか、変化しないのかを示す。1に近いほど相関がある。相関係数にマイナスがついていれば負の相関、プラスなら正の相関。

相関分析
correlation analysis

2つの量的変数の関係を分析すること。片

方の変数が増加した場合に、もう片方も変化するのか、変化しないのかを分析すること。

総説
review paper

特定分野のテーマにおいて、多方面で関連文献や資料を集め、総括的に状況を概説した論文。レビューともいわれる。

た

対応のあるデータ
paired data

同一の対象者から継続して得るようなデータで、比較の対象になるデータ。

➡対応のあるサンプルともいう。

対応のないデータ
independent data

個別に測定された、比較の対象としない独立したデータ。➡独立したサンプルともいう。

代表値
representative value

平均値、標準偏差、中央値、最大値、最小値など、基礎的統計量の代表的なもの。

多重比較
multianalysis

多群の比較において、すべての対比較(複数の2群間の差)を同時に検定する方法の総称。

妥当性
validity

評価を行う際、そこで利用される評価方法が、対象の特性などをどれだけ測定できているかの度合い。

多変量解析
multivariate analysis

複数の変数の相互関連について分析するための統計手法の総称。

逐語録
verbatim record

インタビューで得られた録音データをそのまま文字に書き起こしたもの。

中央値
median

データを小さいもの(または大きいもの)から順に並べたときに真ん中にくる値。メディアンともいう。

調査研究
surveillance study

質問紙(アンケート)や観察、面接(インタビュー)など調査によってデータを集める研究。

追試
replication study

他人が行った実験を、後から同じように試みること。実験研究では、同じ手順ですれば同じデータが得られることが求められる。

t検定
t test

2群間の差を、平均値の差を使って行う検定法。3群間以上の差は、一元配置分散分析を用いる。

統計解析ソフト
statistics analysis package

統計解析やデータ分析を行うコンピュータソフトウェア。代表的なものに、IBMのSPSS、ライトストーンのStata、数理システムのS-PLUS、マイクロソフトのExcel等がある。

尖り
kurtosis

尖度。データ分布曲線の山の高さ。高く鋭くなるか、低くなるかで、上下の関係を示す。正規分布は0となる。

独立変数
independent variable

研究で設定される原因にあたる変数。原因ー結果という因果関係においては原因にあたるもの。➡説明変数ともいう。

度数
frequence

統計の対象となる標本の数。アンケートの集計では、各回答に何人いたか、人数をnで示す。

度数分布表
frequency distribution table

各カテゴリのデータを集計して表にまとめたもの。一般に大小の順に並べて度数を表示する。

な

二重投稿
double proposal

投稿中の論文を他の学会誌に二重に投稿すること。すでに掲載された論文の大部分、核となる部分を、新たな論文として投稿することも二重投稿となる。

ネイティブチェック
proofreading by native speaker

英語を母国語としている専門家が、英訳文のスペル、構文、文法的ミスをチェックし、正しい英文に直すこと。

ネーミング
naming

KJ法で集めたデータや、プロセスレコードのデータなど、質的データをカテゴリーに分類し、まとめたものに名前を付けること。コード(記号)を付けるのはコーディングというが、本質は同じ。

ノンパラメトリック検定
non-parametric test

データが正規分布に近似しているかどうかわからないときの検定方法の総称。マンホイットニー検定、クラスカルウォリス検定がある。

は

バイアス
bias

かたより、偏位、偏見。

パイロットスタディ
pilot study

先行的研究。試験的調査。

曝露
exposure

疾病発生の要因となる条件や状態。

箱ヒゲ図
box plot

データの分布を示す統計的グラフ。細長い箱と、箱の両側に出ている横線(ヒゲ)で表現される。

外れ値
outlier

他の値から大きく外れた値。

ハーバードスタイル
Harvard referencing style

論文の出典を示す方式の1つ。引用文献と本文を主に著者名で関連づけ、文献の列挙を著者名順に行う。社会科学系の論文ではハーバードスタイルが多く用いられている。

パラメトリック検定
parametric test

データが正規分布に近似しているときの検定手法の総称。t検定、分散分析など。

➡正規分布、ノンパラメトリック検定を参照。

バリマックスの回転
varimax rotation

因子分析における軸の回転方法。直交回転。

➡バリマックス回転とプロマックス回転参照。

バンクーバースタイル
Vancouver referencing style

論文の出典を示す方式の1つ。引用文献と本文を引用順の文献番号で関連づけ、引用文献の列挙を引用順に行う。自然科学系の論文ではバンクーバースタイルが多く用いられている。

半構成式面接法
semi-structured interview

おおまかに質問を決めておくが、相手の状況に応じて質問を変化させる面接方法。

Pearsonの相関係数
Pearson correlation coefficient

積率相関。２つの量的変数(間隔尺度、比率尺度)の関係を統計値で説明したもの。正規分布している場合に用いる。

ヒストグラム
histogram

度数分布を棒グラフに表したグラフ。データが連続して変化している場合に適する。

ヒストリカルスタディ
historical study

事例に対してはじめから終わりまでの一連のプロセスを時間経過にそってまとめる事例研究。

p値
p-value

偶然によってデータの差が生じる確率。p値が大きいときは、偶然でも起こりそうな差が存在し、p値が小さいときは、偶然では起こりそうにない差が存在することを示す。

筆頭著者
main author

共同で書かれた論文の、最初に上げられている著者。研究の発案者であり、計画から実施、論文作成までの中心的役割を担った人である。

PDS
plan, do, see

プラン-ドゥ-シー。計画(plan)を立てて実行(do)し、その結果を振り返り(see)、反省点や成果を次の仕事の計画に活かしていく過程。

標準誤差
standard error ; SE

どの程度データがばらつくか、すべての組み合わせについて標準偏差で表したもの。平均値の推定精度を示す。

標準偏差
standard deviation ; SD

分散の平方根のこと。平均値を基準としたデータのばらつき具合を表す数値。標準偏差が小さいほど、データが平均値の近くにある。

標本
sample

母集団から抽出された部分。この部分の検証から母集団を推測する。標本の大きさ(標本数)はnで表す。

➡サンプリング、母集団と関連する。

比率尺度
ratio scale

ゼロ点からの間隔、比率に意味のある尺度。序列が付けられるカテゴリーで構成され、カテゴリー同士の間隔が等間隔で、しかも０点を基点とするもの。原点(０)と比率に意味のある尺度。比尺度、比例尺度ともいう。

フィッシャーの検定
Fisher’s exact test

クロス集計表の各行(各列)が互いに無関係か、または何らかの関係性があるかを検定する方法。直接確率検定ともいう。セル内の度数が５以下の場合は、フィッシャーの検定を用いる。５以上の場合は、χ^2検定(適合度検定)を用いる。

フィールドワーク
field work

野外調査。実地調査。研究対象とする場に入って行動を共にしながらデータを集めること。

➡参加観察法を参照。

負の相関
negative relationship

Xが減少するにつれてYが増加し、Xが増加するとYが減少するという関係。

➡正の相関とは逆。

プライバシー保護
privacy protection

患者の秘密を保持すること。看護研究では、まず、情報収集にあたって、研究に不要な情報を排除すること、特に個人の特定化につながるものを収集しないことが大前提となる。特定化につながる個人情報には、①患者の氏名(実名のイニシャル)、②患者の現住所(地域名や地方名)、③患者の生年月日、④所属する施設名や病棟名、⑤患者の入院年月日などがある。次に研究で得た個人情報の漏洩、滅失または棄損の防止、個人情報の安全管理のための必要かつ適切な措置を講じることが含まれる。

プレゼンテーション
presentation

発表、説明、提示、提案。

プレテスト
pretest

研究対象に近い個人や集団に対して、本調査の前にテストしてみること。

プロセス
process

過程。看護ケアでは、看護師がケアをどのように提供しているか、ケア方法や内容のプロセスをさす。

プロセスレコード
process record

対象者の言動、ケアする者の考えたこと、ケアする者の考察を経時的に記録したもの。

プロマックスの回転
promax rotation

因子分析における軸の回転方法。斜交回転。

⇒バリマックス回転とプロマックス回転参照。

文献クリティーク
literature critics

文献を評価、検討して、自分の研究に取り込んでいけるか判断すること。

文献研究
literature study

文献を集めてその文献に記述している内容からデータを収集する研究方法。

平均値
mean；m, average；ave.

総和÷度数(全体の人数・サンプルサイズ)

ヘルシンキ宣言
Declaration of Helsinki

ヘルシンキで開かれた世界医師会総会で、1964年に採択された人を対象とする医学研究の倫理的原則。

変数
variable

数量に置き換えられた研究のもとになるもの。調査における質問や質問項目。

棒グラフ
bar chart

棒の長さによって項目ごとの集計値を表したグラフ。集計値の大きさを比較する場合に適する。

報告
report

特定分野の実践報告・レポート。

母集団
universe

研究対象の基礎となるすべての集団。母集団の大きさはN、標本の大きさ(標本数)はn

■バリマックス回転とプロマックス回転

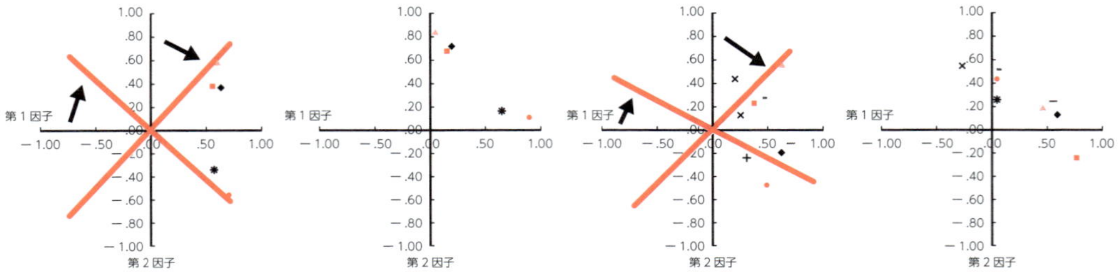

バリマックス回転　バリマックス回転後　プロマックス回転　プロマックス回転後

バリマックス回転は，縦軸と横軸が直角であることを保って回転させる方法。
プロマックス回転は，縦軸と横軸をそれぞれ別々に回転させる方法。

で表す。

ポスター発表
poster presentation

学会で、ポスターで示説して研究を発表すること。

ま

前向き研究
prospective study

研究計画を立案し、開始して新たに出会う事例や事象について実施・調査する研究。

マンホイットニー検定
Mann-Whitney test

2群間でデータに対応がなく、順序を示した変数が正規分布をとらない場合に行う検定。

⇒クラスカルウォリス検定は、3群間以上における差の検定。

無作為
random

作為的(意識的に、よいデータ、自分に都合のよい対象を選ぶ)でなく、ランダム(まったくの偶然によって)に選択すること。

名義尺度
nominal scale

2つ以上の序列の付けられないカテゴリーで構成され、性別や職業など属性の区分や分類のみを示すもの。区別することに意味のある尺度。

メタアナリシス
meta-analysis

研究結果の質的評価と統計的な合成を行う研究手法。ランダム化比較試験(RCT)の結果を統合し、より高いレベルで分析(メタ分析、メタ解析)すること。

メディアン
median

中央値のこと。 ⇒中央値参照。

MEDLINE
MEDLARS Online

米国国立医学図書館が作成する医学・薬学等文献データベースMEDLARSのWEB版。PubMedの名でインターネット公開されている。米国およびその他80か国以上の国で出版される、5,000以上の生命科学を中心にした学術誌に掲載された1,500万を超える文献情報を網羅している。

面接による研究方法
study by interview

面接による研究対象者との会話を通してデータを集める方法。

目的変数
objective variable

予測したい変数のこと。 ⇒従属変数ともいう。

モード
mode

最も頻繁に出現する値。 ⇒最頻値ともいう。

や

有意差検定
test of significance

複数のグループ間に有意差があるかどうかを検証すること。

有意水準
level of significance

帰無仮説(ある仮説が正しいかどうかの判断のために立てられる仮説)を棄却するかしないかを決める基準。一般的には5%や1%が用いられる。危険率ともいう。

歪み
skewness

歪度。データ分布曲線のゆがみ。歪みが1以上の場合、右に傾くので、曲線の左右の歪みを示す。正規分布は0となる。

要約
abstract

アブストラクトともいう。論文内容を簡潔に、包括的にまとめたもの。研究の目的、対象、方法、結果、結論が網羅されなければならない。

ら

乱数表
random number table

数がまったくでたらめの順序に並んでいるが、どの部分をとっても各数字の表れ方が同じ確率になっている表。

ランダム化比較試験
randomized controlled study ; RCT

実験群とコントロール群(対照群)の２つに被験者を無作為(ランダム)に割り当てて行う研究方法。

ランニングタイトル
running title

学術雑誌などに論文が掲載された場合、頁欄外の上部または下部に記される、表題や主題を短縮したタイトル。欄外表題ともいう。

リッカート尺度
Likert scale

数段階の回答から１つを選ぶ形式の質問紙調査法。

両側検定
two-tailed test

仮説の棄却域が両側にある検定。得られた結果の方向性に関係なく棄却を行う場合は両側検定となる。例えば、対象者の平均値と母集団の平均値に差があるかどうかを確かめるときに用いる。

量的データ
quantitative data

四則演算ができるデータ。間隔尺度・比例尺度のデータがこれに属する。

理論的サンプリング
theoretical sampling

グラウンデッドセオリー法の手法。得られたデータを分析しながら、次の研究対象を選択し収集すること。データ収集と分析の繰り返しに理論化を加えて行われる。

倫理委員会
ethics committee

人を対象とした研究について倫理面から検討、コメント、指導あるいは承認を行う委員会。

倫理的配慮

研究における倫理的配慮には、①研究対象者に研究参加の説明と同意の手続きが適切にされること、②対象者が心身の負担・苦痛や不利益を受けない配慮がされていること、③個人データが守秘され、プライバシーが保障されること等が含まれる。

レーダーチャート
cobweb chart

項目ごとに中心から放射状に伸びる数値軸にデータを配したグラフ。複数のデータを総合して比較する場合に適する。

ロジスティック回帰分析
logistic regression analysis

二次変数を元に発生確率を予測する統計手法。二次変数とは、「男・女」「既往あり・既往なし」「満足・不満」など２つ異なる値からどちらかをとる変数のことで、この例からは、「性別と既往の有無から割り出した患者満足度」などが予測できる。

●索引

楽しくできる　わかりやすい　看護研究論文の書き方

2015年 3 月30日　第 1 版第 1 刷発行
2022年 4 月10日　第 1 版第 5 刷発行

著　者　内田　陽子
発行者　有賀　洋文
発行所　株式会社　照林社
〒112-0002
東京都文京区小石川2丁目3-23
電話　03-3815-4921（編集）
03-5689-7377（営業）
http://www.shorinsha.co.jp/
印刷所　共同印刷株式会社

検印省略（定価はカバーに表示してあります）
ISBN978-4-7965-2349-3